Xavier Bichat

Acteurs de la Science

Fondée par Richard Moreau,
professeur honoraire à l'Université de Paris XII
Dirigée par Claude Brezinski et Roger Teyssou

La collection Acteurs de la Science est consacrée à des études sur les acteurs de l'épopée scientifique moderne ; à des inédits et à des réimpressions de mémoires scientifiques anciens ; à des textes consacrés en leur temps à de grands savants par leurs pairs ; à des évaluations sur les découvertes les plus marquantes et la pratique de la Science.

Dernières parutions

Jean-Marie AURADOU, Christian DUPIN DE SAINT CYR, *La réforme médicale avortée, 1778-1793*, 2022.
Roger TEYSSOU, *Histoire des statistiques des origines au XIXe siècle. Si les statisticiens m'étaient comptés…*, 2022.
Philippe DESHAYES, Gérard ENGRAND, Augustin MOUZE, Jean-Pierre RICHARD, *Accompagner l'entrée en recherche. Le séminaire « episteme »*, 2022.
Frédéric VIOUX, *La physique pour ceux qui n'aiment pas ça*, 2022.
Paul AVAN, *Giuseppe Tartini et le troisième son,* 2022.
Michel DUBUISSON, *Pierre-Charles-Alexandre Louis (1787 - 1872). Un médecin à l'aube de la médecine scientifique,* 2022.
Roger TEYSSOU, *Une histoire de la médecine (1500-1900)*, 2022.
Hugo PIERRARD, *La Pression atmosphérique et la santé. Une histoire de bulles*, 2021.
Guillaume REY, *Les stations en primatologie. Etude des cas de Makokou et Paimpont (1962-1989),* 2021.
Michel PINAULT, *Noël Bernard (1874-1911). Du maître des orchidées au pionnier de la symbiose végétale,* 2021.
Monica GINNAIO, *Sur les antidotes contre la peste, Écrits médicaux sur la peste XIVe-XVIIe siècles*, 2021
AMIC, *L'équilibre*, 2021.

Paul Mazliak

Xavier Bichat

La révolution en médecine

L'Harmattan

Du même auteur

La Biologie du XXe siècle, Vuibert, Paris, 2001.

Les fondements de la Biologie. Le XIXe siècle de Darwin, Pasteur et Claude Bernard, Vuibert, Paris, 2002.

Avicenne et Averroès, médecine et biologie dans la civilisation de l'Islam, Vuibert, Paris, 2004.

Descartes, de la science universelle à la biologie, Vuibert, Paris, 2005.

La Biologie au Siècle des Lumières, 1re édition Vuibert, Paris, 2006, 2e édition, Adapt, Paris, 2013.

La naissance de la biologie dans les civilisations de l'Antiquité, Vuibert, Paris, 2007.

Parmentier, Chaptal, Chevreul, trois grands pionniers de la chimie alimentaire, Vuibert, Paris, 2011.

François Magendie, bouillant créateur de la physiologie expérimentale au XIXe siècle, Hermann, Paris, 2012.

William Harvey, la circulation du sang et l'épigenèse des embryons, Hermann, Paris, 2013.

Jean Fernel, premier physiologiste de la Renaissance, Hermann, Paris, 2015.

Félix Vicq d'Azyr, créateur révolutionnaire de l'anatomie comparée, Hermann, Paris, 2017.

Brève histoire de l'anatomie, de l'Antiquité à Vésale, Adapt, Paris, 2018.

La chaîne des êtres. Brève histoire de l'anatomie comparée. Amazon, Paris, 2021.

Sébastien Vaillant, Charles Darwin et la difficile découverte de la sexualité des plantes, L'Harmattan, Paris, 2021.

Buffon et Daubenton : deux conceptions de l'histoire naturelle au Siècle des Lumières, ISTE éditions, Londres, 2022.

5-7, rue de l'Ecole-Polytechnique, 75005 Paris

http://www.editions-harmattan.fr

ISBN : 978-2-14-030486-6
EAN : 9782140304866

INTRODUCTION

"*Esculape, médecin de tous les hommes, dieu bienveillant, dieu favorable, qui adoucis les contagions mauvaises de toutes les maladies, toi qui éloignes les flammes dévorantes des pestes meurtrières, fils honoré d'Apollon, ennemi de la Maladie, toi qui apportes de doux présents et qui viens toujours accompagné de ton épouse, l'aimable Santé, accorde nous d'aimables destinées*."

Hymne orphique (vers 500 av. J.C.)

La médecine a toujours accompagné les hommes. La nécessité la leur a dictée et ils l'ont cultivée comme ils ont appris à cuire leurs aliments. En cas de maladie, ils ont dû tenter de se soulager comme ils ont appris à se couvrir, à se loger et à se garantir de tous les accidents possibles. Les pères apprirent cette médecine rudimentaire à leurs enfants, et la médecine empirique se transmit ainsi de génération en génération.

Dans les petits clans de chasseurs-cueilleurs du Paléolithique, puis parmi les éleveurs-agriculteurs du Néolithique, des individus compatissants, guérisseurs, chamanes ou devins, se penchèrent sur les membres blessés ou les patients malades des premières communautés humaines.

Puis dès 5000 à 3000 ans av. J.C., dans les premières civilisations antiques de Mésopotamie ou d'Égypte, les maladies furent tenues pour des châtiments, des malédictions infligés aux hommes impies par des dieux vengeurs. Dans les siècles suivants, cette résignation tragique accorda progressivement une place à une médecine plus rationnelle. Déjà en Chine, vers 1000 av. J.C., la maladie était considérée comme résultant d'un déséquilibre entre les deux forces régissant le monde : le *yin* (froid et féminin) et le *yang* (chaud et masculin). En Grèce, même si les prêtres-servants d'Esculape, dieu de la médecine, prônaient "l'incubation" des malades dans les temples, pour obtenir leur guérison, les disciples d'Hippocrate de Cos créèrent, au IVe siècle av. J.C., la clinique médicale.

De la Grèce antique au XVIIe siècle, tous les médecins du monde soignent les hommes malades avant tout pour préserver leur vie. Et *qu'est-ce que la vie* ? C'est, depuis l'Antiquité, et pour tous les philosophes du monde : *le don d'un dieu.* Ce dieu a insufflé aux hommes : une *âme* (*anima* chez Aristote), un *souffle (prâna)* en Inde, une énergie vitale (un *Qi*) en Chine. Cette "âme" rend vivants les plantes, les animaux et les hommes ; les minéraux n'ont pas d'âme. Les médecins s'occupent avant tout de bien entretenir la vie des hommes, sains ou malades, toujours munis de leur âme triple : nutritive, sensitive et rationnelle. Voyez Aristote : "La naissance et la mort sont communes à tous les animaux. [...] Ce n'est pas lorsqu'il se trouve dépouillé de son âme que le corps a la puissance de vivre, mais lorsqu'il la possède.[1]"

Mais dès la fin du XVIIIe siècle et au début du XIXe, quelques philosophes ont pensé la vie d'une tout autre manière. Voyez Jean Baptiste Lamarck :

> "Tout corps vivant est inévitablement assujetti à la mort, car le propre même de la vie [...] est d'amener au bout d'un temps quelconque, dans ce corps, un état des organes qui

---

[1] Aristote, *De l'âme*, Flammarion ; Paris, 1993, p. 139

rend à la fin impossible l'exécution de leurs fonctions et qui, par conséquent, anéantit dans ce même corps la possibilité d'exister."[2]

Voyez Georg Wilhelm Friedrich Hegel :

"L'être vivant est toujours en danger, il a toujours au-dedans de lui un terme autre que lui [la mort] mais il peut porter cette contradiction. La vie est la solution de cette contradiction. [...] La vie en tant que telle porte en elle le germe de la mort. [...] L'être vivant n'est que ce processus qui se renouvelle sans interruption au-dedans de lui-même.[3]"

Voyez encore Friedrich Engels :

"Dès maintenant, aucune physiologie ne passe pour scientifique qui ne conçoive la mort comme moment essentiel de la vie, qui ne comprenne la négation de la vie comme essentiellement contenue dans la vie même ; [...] Vivre c'est mourir.[4]"

Et voilà qu'en 1801, sur ces bases philosophiques nouvelles, un jeune médecin de trente et un ans, Xavier Bichat, ose écrire :

"On cherche dans des considérations abstraites la définition de la vie ; on la trouvera, je crois, dans cet aperçu général : *la vie est l'ensemble des fonctions qui résistent à la mort.*[5]"

Une nouvelle médecine est née. "Perçue par rapport à la mort, la maladie devient exhaustivement lisible, ouverte

---

[2] J.B. Lamarck, *Philosophie zoologique*, Dentu, Paris, 1808, réédition Flammarion, Paris, 1994, p. 323.

[3] G.W.F. Hegel, *Encyclopédie des sciences philosophiques*, Heidelberg, 1817, Tome I, p. 152-153.

[4] F. Engels, *Dialectique de la Nature*, 1873 inachevé, publication posthume 1925, réédition Éditions Sociales, Paris, 1952, p. 303

[5] X. Bichat, *Recherches physiologiques sur la vie et la mort*, Gabon, Paris, 1801, réédition Flammarion, 1994, p. 57.

sans résidu à la dissection souveraine du langage et du regard.[6]"

[6] Michel Foucault, *Naissance de la clinique*, Presses Universitaires de France, Paris, 1963, p. 200.

CHAPITRE 1

Lenteur des progrès du savoir médical

"*C'est d'abord parce que les hommes se sentent malades qu'il y a une médecine. Ce n'est que secondairement que ces hommes, parce qu'il y a. une médecine, savent en quoi ils sont malades.*"

G. Canguilhem, *Le normal et le pathologique*, 1966

Le savoir médical ne progressa que très lentement. Les "mauvais esprits", les démons, le Diable, furent d'abord jugés responsables de tous les maux accablant l'humanité : dès lors la maladie était un châtiment accablant les hommes de "mauvaise vie" ne respectant pas les prescriptions des religions. (Peut-être cette culpabilité primitive de l'homme malade n'a-t-elle pas encore totalement disparu, de nos jours ?) Les maladies étaient donc considérées, dans les très anciennes civilisations, comme des châtiments infligés par des dieux punisseurs ou malveillants. Les premiers groupes humains de la préhistoire, même les plus primitifs – les chasseurs-cueilleurs du Paléolithique – n'ont pas manqué d'être frappés par l'irruption, parfois brutale, de la mort dans leur existence, et en tout cas, par l'inévitable issue fatale de toute vie, de la mort inéluctable de tous les êtres vivants. On dit couramment – mais est-ce bien vrai ? – que l'homme est le seul animal qui soit conscient de sa mort inéluctable ; l'attention accordée aux sépultures dans toutes les anciennes civilisations est en effet un témoignage de la réflexion des premiers hommes sur leur mort inévitable. Cependant, dans le but de retarder cette échéance – peut-être même parfois avec l'espoir secret de l'éviter – l'art de soigner les plaies, de réduire les fractures ou d'alléger les souffrances, cet art esquisse bien les débuts d'une médecine très primitive.

1. Naissance de la clinique[7]

Dans les civilisations préhistoriques, au Paléolithique, puis au Néolithique, (vers -10.000 ans), la satisfaction des besoins a précédé toute réflexion désintéressée. L'homme a su fondre les minerais bien avant d'avoir inventé la chimie ; il cultivait les fruits et les céréales bien avant d'instituer des pratiques agricoles raisonnées puis de penser la botanique. L'observation de la faune sauvage fit naître les vastes fresques des grottes préhistoriques de la fin du Paléolithique (grottes de Combarelles, Font de Gaume, Lascaux, Niaux, Rouffignac, Altamira, etc., toutes datant d'environ -20.000 à -10.000 ans). Les animaux figurant sur les parois des grottes (chevaux, bisons, mammouths, rhinocéros...) devaient être chassés par nos ancêtres. Il y eut aussi des malades bien avant l'apparition de la médecine (examen clinique du malade, soins, remèdes, médicaments) et de la chirurgie. L'homme de Neandertal, contemporain en Europe de l'arrivée d'*Homo sapiens* (venu d'Afrique), a fourni aux anthropologues du

[7] Ce titre est emprunté à un ouvrage de Michel Foucault : *Naissance de la clinique*, PUF, Paris, 1963, 215 pages. Le philosophe Michel Foucault donne un tout autre sens à l'expression "naissance de la clinique" : dans son ouvrage, il s'agit essentiellement d'une réflexion de l'auteur sur les soins administrés par les cliniciens depuis le XVIIe siècle.

XIXe siècle, Paul Broca (1824-1880) et Léonce-Pierre Manouvrier (1850-1927), les plus anciens spécimens de crânes trépanés datant de l'époque Néolithique.

Figure 1. Une trépanation préhistorique

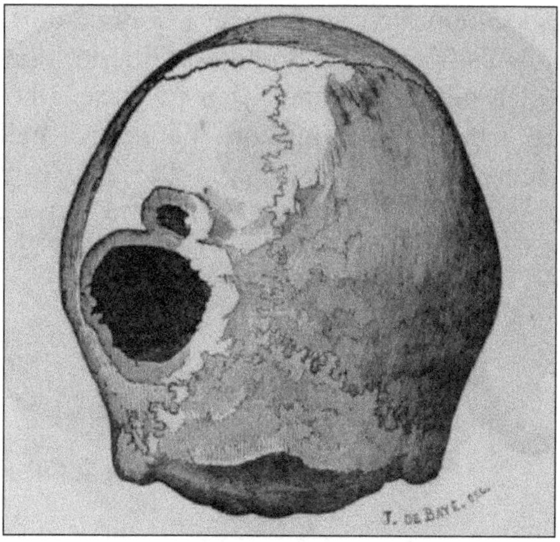

Après bien des controverses, on admet aujourd'hui que ces trépanations primitives (Figure 1) ont bien été réalisées par des hommes préhistoriques, avec des silex taillés coupants, sans doute pour soulager des douleurs crâniennes[8]. Ces opérations chirurgicales primitives semblent avoir disparu du Bassin méditerranéen à la fin du Néolithique ; on ne les retrouve plus ni en Europe ni en Chine pendant les premiers temps historiques.

Le souci d'atténuer les douleurs, de panser les plaies, de "soigner" les conduites incohérentes puis les fièvres et les états morbides d'autres hommes, ces attitudes spontanément bienveillantes de quelques hommes pour

[8] Dr Lucas-Chambonnières, *Trépanations néolithiques, trépanations précolombiennes, trépanations des kabyles, trépanations traditionnelles,* G. Steinheil, Paris, 1912, 135 pages.

leurs prochains font sans doute remonter la "naissance de la clinique" à la Préhistoire. Cette bienveillance spontanée s'explique sans doute par la très grande dispersion, dans le temps et sur les territoires, des premières communautés humaines préhistoriques : l'homme de Neandertal (-350.000 à -35.000 ans) en Europe, l'homme de Denisova (-30.000 à -48.000 ans) au Sud de la Sibérie, l'homme de Géorgie (-1,8 million d'années) au Caucase, l'homme de Heidelberg (-0,6 à -0,2 million d'années), ancêtre des Néandertaliens, en Europe, etc. (Figure 2). Ce n'est que bien plus tard qu'*Homo sapiens* (notre espèce), parti d'Afrique vers -40.000 ans, conquerra le monde (Figure 3).

Figure 2. Tableau chronologique des espèces du genre *Homo*

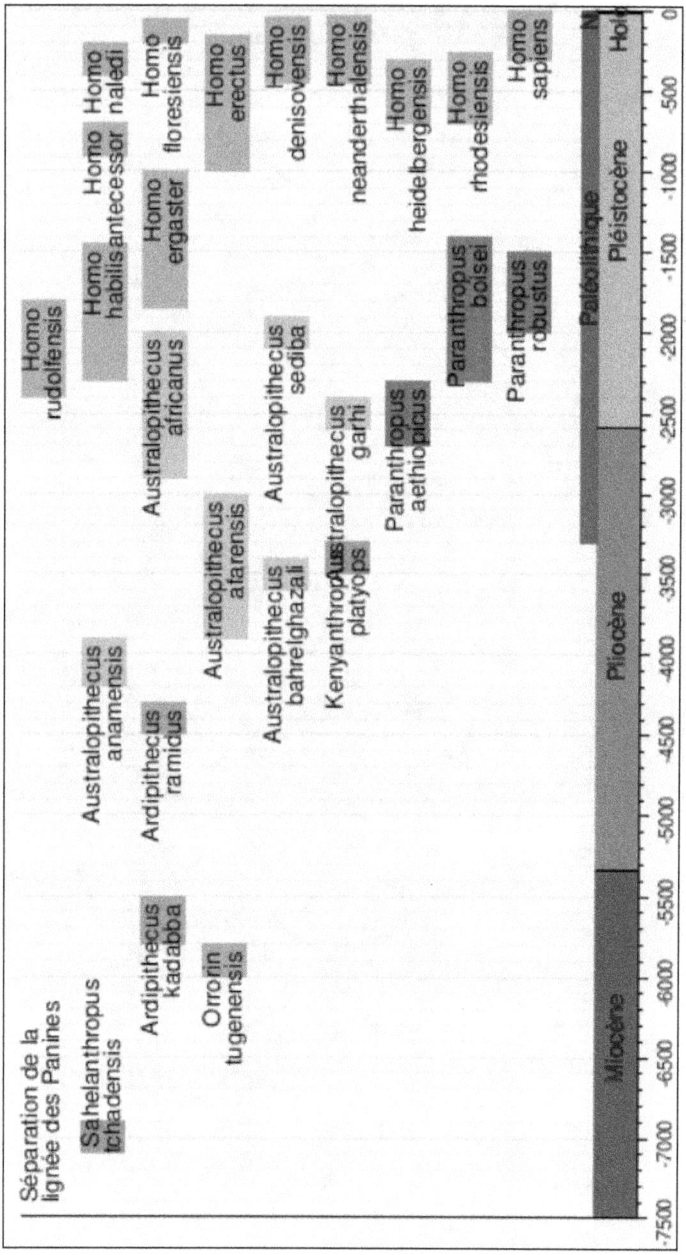

Figure 3. Migrations d'*Homo sapiens* (d'après *National Geographic*, 2006)

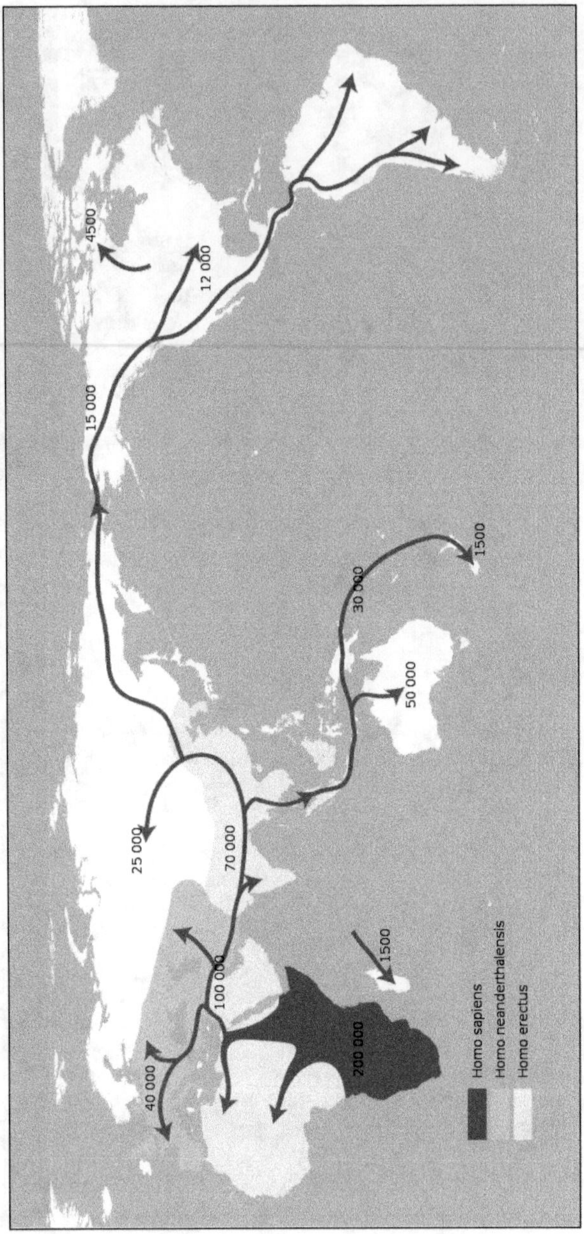

2. Reconnaître et nommer les maladies

Aux premiers temps historiques, dès l'apparition des premières "médecines rationnelles", raisonnées, en Mésopotamie, en Égypte, en Inde, en Chine, en Grèce ou à Rome, tous les examens cliniques avaient un but principal : reconnaître et nommer les maladies, pour être en mesure ensuite, parfois, de les soigner.

Les premiers traités babyloniens ou akkadiens qui nous sont parvenus, sous forme de tablettes couvertes de caractères cunéiformes remontent au IIIe millénaire avant notre ère, bien avant le règne d'Hammourabi (-1792 - -1750). Deux médecines s'y affrontent : 1) d'une part une médecine des "médecins", proposant, pour combattre le mal, des remèdes à base d'extraits de plantes (graines d'aloès, de chènevis, extraits de feuilles de palmiers, etc.) ; 2) d'autre part une médecine des "mages", proposant toutes sortes d'exorcismes (incantations, amulettes) pour lutter contre les démons. Les traités akkadiens étaient consacrés pour l'essentiel aux signes et symptômes des maladies, tels que les médecins ou les exorcistes pouvaient les observer au lit des patients. S'y ajoutent les diagnostics que l'on peut en déduire et les pronostics qu'il est possible de faire à partir de ces diagnostics.

Les papyrus médicaux égyptiens n'ont été déchiffrés qu'au XIXe siècle. Le premier, le "papyrus médical de Berlin", provient de Saqqarah et a sans doute été rédigé vers -1200, sous le règne de Ramsès II. Depuis sa découverte, en 1863, une quinzaine d'autres au moins ont été découverts et déchiffrés. Pour les Égyptiens le corps humain est divisé en "endroits" désignant soit un organe précis (le cœur, le foie, les poumons) soit une région anatomique entière (le ventre, la tête). Pour les médecins égyptiens, les maladies sont des altérations de ces parties du corps, entraînant leur mauvais fonctionnement ; fondamentalement, ces altérations sont dues à l'action des démons envoyés par un dieu mauvais : Seth, par exemple. Les papyrus médicaux nous renseignent sur la façon dont les médecins conduisaient leurs examens cliniques : en premier lieu, ils prenaient le pouls du malade en divers endroits du corps "car il est avéré que le cœur parle à travers les conduits menant aux diverses parties du corps". Le médecin fait ensuite le bilan des endroits atteints et s'il repère une obstruction, une tumeur, une plaie, il peut faire appel à un chirurgien. S'agissant de la thérapeutique, une grande partie des "traitements" consiste en administrations de substances "magiques" (absorption d'excréments de crocodile, fumigations d'excréments de rhinocéros...) le tout sans aucun fondement rationnel. Quelques éléments de la pharmacopée égyptienne pourraient cependant s'inscrire dans l'arsenal de la pharmacie moderne : écorces de saule (contenant de l'aspirine), huile de ricin servant de purgatif, bière apportant de nombreux enzymes, etc. On sait bien, par ailleurs, que les Égyptiens croyaient fermement à une seconde vie après la mort et c'est la raison pour laquelle ils embaumaient les cadavres.

Les traités spéciaux de la médecine indienne classique ont été rédigés en sanskrit durant les premiers siècles de l'ère chrétienne. Les plus classiques forment les collections (*Samhita*) attribuées à trois médecins (?) de la Cour royale au VIe siècle avant J.C. : Caraka, Susruta et Bhela. Deux de ces collections (*Carakasamhita* et *Susrutasamhita*) présentent l'*Ayurvéda*, "la science de la longévité". Les hymnes védiques contiennent les noms, en sanskrit d'un grand nombre de maladies et ceux des plantes censées les guérir (ainsi la gomme qui s'écoule des fentes de l'écorce de certains arbres, semblait utile pour arrêter les fuites d'humeurs corporelles). Le souffle d'un être vivant (*prâna*) ne faisait qu'un avec le vent (*vata*), moteur universel du cosmos. La médecine védique reste essentiellement d'ordre magique, puisque les malades doivent implorer *Brahma*, Créateur suprême de l'univers, pour alléger leurs maux.

La médecine chinoise, comme toute la civilisation chinoise, s'est développée "en tournant le dos au monde méditerranéen" (comme le soulignait le grand sinologue H. Maspero). Trois dynasties royales : celle des Xia (2000-1600), celle des Shang (1600-1050) et enfin celle des Zhou (1050-221) jalonnent le passage de la préhistoire au début des temps historiques. L'apparition de l'écriture en Chine remonte au IIe millénaire avant notre ère. L'écriture chinoise est très différente des écritures européennes : figée au stade des pictogrammes ou des idéogrammes, elle ignore l'alphabet.

Les historiens estiment généralement que la première civilisation à s'être libérée des conceptions magico-religieuses assimilant les maladies à des châtiments divins fut la civilisation chinoise. Dès le VIe siècle avant notre ère, Ho, médecin personnel du roi Qin, divise les maladies en six catégories, chacune étant due à un excès de l'un des six souffles fondamentaux *(qi)* : l'excès de souffle *yin* cause les maladies du froid ; l'excès de souffle *yang* cause les maladies du chaud ; l'excès de vent cause les maladies des extrémités, l'excès de pluie les affections du ventre, l'excès de luminosité les maladies du cœur et de l'esprit, etc. Les médecins chinois développèrent une pratique utilisant rationnellement les symptômes fournis par l'interrogatoire, l'inspection, l'auscultation, la palpation, la prise du pouls. Ils pratiquèrent généralement l'acupuncture : sur le corps humain, douze lignes (ou méridiens) sont parcourues par les *qi* : le *yin* domine sur le *yang* sur la face antérieure ; sur la face postérieure c'est l'inverse. Sur ces lignes sont rangés 360 (voire 450) "points nodaux" où l'acupuncteur enfonce ses aiguilles pour soulager un patient. Beaucoup de médecins occidentaux pensent aujourd'hui que l'acupuncture agit sur le patient par suggestion.

3. La médecine hippocratique (IVe siècle avant notre ère)

Les historiens considèrent que la science est née dans la Grèce antique. Il est cependant difficile de bien cerner cette naissance, à cause de la complexité cachée sous le terme moderne de "science". Les Grecs anciens n'avaient pas l'équivalent de ce mot dans leur langue. Leurs grands penseurs étaient des "philosophes", amis de la sagesse (*sophia*), s'efforçant d'avoir une conduite morale exemplaire (tel Épicure), menant l'homme vers la béatitude. Pour atteindre leur but, ces philosophes affirmaient qu'il était nécessaire d'avoir des connaissances (*épistémé*), de réfléchir longuement dessus pour les assembler logiquement en une *théoria* ; ces connaissances devaient être diffusées et même transmises par le discours (*logos*) aux autres hommes, pour les éduquer. Parmi les savoirs transmis, les Grecs mettaient en bonne place les connaissances techniques (*techné*) et la médecine.

Le plus grand et le plus célèbre des médecins grecs fut certainement **Hippocrate de Cos** (460-360 ?), l'auteur du fameux serment. La tradition a conservé sous le nom de *Corpus hippocratique* une soixantaine de traités rédigés entre 450 et 300 avant notre ère : *Ancienne médecine, Pronostic, Épidémies, Aphorismes, Nature de l'homme, Génération, Air eaux, lieux, Maladie sacrée, Régime, Fractures, articulations, Plaies, Lieux dans l'homme,* pour n'en citer que quelques-uns parmi les plus importants. Hippocrate, c'est évident, ne peut en être le seul auteur. La médecine hippocratique rationnelle, fondée sur des observations cliniques répétées et sur quelques théories pré-scientifiques (nécessité de la libre circulation de l'air dans l'organisme, théorie des quatre humeurs [sang, phlegme=lymphe, bile jaune, bile noire], etc.) a dû combattre pendant assez longtemps l'influence des charlatans guérisseurs : les "coupeurs de racines" qui soignaient tout avec des extraits de plantes "magiques" (la mandragore, l'angélique, l'opium) ; les marchands de "drogues" (élaborées dans le plus grand secret), les sages-femmes guérisseuses (s'occupant de gynécologie), les prêtres enfin, pratiquant leur médecine dans certains sanctuaires (le sanctuaire d'Épidaure recevait des malades pour être soignés par les prêtres du dieu de la médecine : Asclépios-Esculape).

Cependant, avec le temps, les démons furent de moins en moins rendus responsables des maladies et les charlatans magiciens perdirent en influence au profit des médecins. Voilà par exemple un extrait du traité *La maladie sacrée* [= l'épilepsie] datant du Ve siècle avant notre ère :

> "Voilà ce qu'il en est de la maladie sacrée : elle ne me paraît n'avoir rien de plus divin que les autres maladies et la nature et la source de cette maladie sont les mêmes que pour les autres [...] Quant à la maladie dont il s'agit, elle est curable et elle ne l'est pas moins que les autres [...] Quiconque peut, par le régime [alimentaire] rendre le corps du patient et humide et sec, et chaud et froid, est capable de guérir cette maladie."[9]

Notons au passage l'optimisme bien exagéré d'Hippocrate.

Les médecins hippocratiques avaient quelques notions d'anatomie, repérables par exemple dans les traités : *Des fractures*, *Des articulations* ainsi que dans le grand traité *Des lieux dans l'homme.* C'est dans le traité *De la nature de l'homme*, sans doute rédigé tardivement par Polybe, le gendre d'Hippocrate, qu'on trouve l'exposé le plus précis de la théorie des quatre humeurs, le point fort de la physiologie hippocratique. La théorie se présente en définitive comme la traduction médicale de la proposition

---

9 Hippocrate, *De la maladie sacrée*, in *Connaître, soigner, aimer*, Le Seuil, Paris, 1999, 230 pages.

des quatre éléments fondamentaux d'Empédocle d'Agrigente (485-425). Chacun des quatre éléments est associé à deux qualités fondamentales qui se retrouvent dans les quatre humeurs du corps : *l'eau* est humide et froide comme le *phlegme* ; *la terre* est froide et sèche comme la *bile noire* ; *l'air* est chaud et humide comme *le sang* ; *le feu* est chaud et sec comme la *bile jaune*.

> "Il y a santé parfaite quand les quatre humeurs sont dans une juste proportion entre elles, tant du point de vue de la qualité que de la quantité et que leur mariage est parfait ; il y a maladie quand l'une de ces humeurs, en trop petite ou en trop grande quantité s'isole dans le corps au lieu de rester mêlée à toutes les autres. Car nécessairement, quand l'une de ces humeurs s'isole et se tient à part, non seulement l'endroit qu'elle a quitté devient malade, mais aussi celui où elle va se fixer et s'amasser, par suite d'un engorgement excessif, provoque souffrance et douleur."[10]

L'hiver, saison froide, favorise l'accumulation du phlegme ; le printemps, chaud et humide, provoque l'abondance du sang dans l'organisme ; l'été, chaud et sec, entraîne un excès de bile jaune ; l'automne, froid et sec en Grèce, entraîne l'accumulation de bile noire. Hippocrate avance, et c'est très nouveau, des *arguments expérimentaux* pour appuyer les propositions précédentes. Les variations du milieu environnant (et de la nourriture), rompant les justes proportions entre les quatre humeurs, fournissent au médecin des guides pour ses prescriptions diététiques et thérapeutiques.

Le traitement diététique des maladies consistera donc : 1) à diminuer drastiquement la quantité d'aliments fournis au malade mis à la "diète" ; 2) à adapter le régime alimentaire à la maladie dont souffre le patient : remplacement des aliments solides par des potages ou des

---

[10] Hippocrate, *Nature de l'homme* in *L'art de la médecine*, Flammarion, Paris, 1999, 363 pages.

boissons. Dans le traité *Du régime*, le médecin hippocratique détaille avec soin les qualités et "la force" des aliments (céréales, viandes, légumes, poissons) :

> "Le blé a plus de force et est plus nutritif que l'orge, mais il est moins laxatif ; le pain bis dessèche et purge, le pain blanc nourrit d'avantage, est moins laxatif. [...] Le pain fermenté est léger et purgatif, le pain azyme est moins purgatif et nourrit davantage, etc."[11]

Les différents traités du *Corpus hippocratique* détaillent avec soin les relevés de symptômes (examens cliniques) que doit effectuer le médecin "au lit du malade" :

> "Examinez la constitution de la maladie d'après les premières excrétions ; examinez comment sont les urines, quel est l'affaissement du corps, le changement de couleur, la diminution de la respiration [...] Il faut savoir si les évacuations sont semblables à ce qu'elles étaient dans l'état de santé : les déjections, l'urine, les menstrues, les crachats, les mucosités nasales, la vue, la sueur, les matières fournies par les abcès, par les blessures, par les éruptions..."[12]

Les procédés thérapeutiques du *Corpus hippocratique* font essentiellement appel à des végétaux choisis : les « *errhins* », substances introduites par le nez comme le jus de persil, le mélange de fleur de myrrhe et de cuivre pilé, les poireaux pilés, etc. utilisés dans les troubles cérébraux ; les *vomitifs* (sirop d'ipéca) ou *purgatifs* (rhubarbe, bourdaine, aloès) en très grand nombre ; les *fumigations* et les *cataplasmes, injections, tampons vaginaux* (*pessaires*) etc. Les régimes alimentaires préconisés dans les diverses maladies sont innombrables.

---

[11] Hippocrate, *Du régime* in *La consultation*, Hermann, Paris, 1986, 278 pages.

[12] Hippocrate, *Des humeurs* in *Œuvres complètes*, Javal et Bourdeaux, Paris, 1932, 4 volumes.

L'influence de la médecine hippocratique (notamment celle de la "théorie des humeurs") a été considérable et a persisté en Occident pendant vingt siècles. Les médecins de Molière se réclament encore d'Hippocrate et jargonnent plus qu'ils ne raisonnent. Hippocrate lui-même n'avait pas ce défaut : plus que nommer simplement les maladies, il en recherchait la cause et élaborait ses traitements en fonction des théories (encore pré-scientifiques) régnant en Grèce.

4. Biologie et médecine hellénistique

Pendant la période hellénistique s'étendant de la mort d'Alexandre de Macédoine (-323) à la fin de la dynastie des Ptolémée en Égypte (-30 avant notre ère), les pouvoirs dominant dans le monde méditerranéen ne résident plus à Athènes ou à Sparte mais passent dans les capitales des royaumes gérés par les successeurs d'Alexandre. Le plus important de ces royaumes était celui des Ptolémée d'Égypte. Leur capitale, Alexandrie prit une importance extraordinaire : la ville fut superbement construite, avec de grandes avenues en damier, une grande Bibliothèque, un Musée devenu grand centre de recherche, des Observatoires (Aristarque de Samos [-310 - -230 av. J.C.] y envisagea la première hypothèse astronomique d'un monde héliocentrique), un phare de 135 m de haut, tenu pour la septième "merveille du monde".

Deux des plus grands médecins de l'Antiquité : **Hérophile de Chalcédoine** (340-300) et **Érasistrate de Céos** (320-250) fondèrent chacun, à Alexandrie, une grande école de médecine. Quoique rivales, ces deux écoles enseignèrent une médecine fondée sur les mêmes principes et les mêmes méthodes ; l'anatomie et la physiologie firent des progrès considérables grâce à la pratique de la dissection des cadavres humains (stimulée par les pratiques d'embaumement des morts de l'Égypte ancienne), grâce aussi à la pratique de la vivisection des animaux.

Hérophile, selon la tradition, aurait disséqué plus de six cents cadavres, différencié clairement veines et artères et se serait approché de la notion de circulation du sang. Il défendit l'idée que le pouls artériel n'était pas une propriété intrinsèque des artères mais une conséquence des battements du cœur. Il rédigea d'ailleurs un *Traité du pouls* permettant, par l'étude de la rapidité des battements, leur intensité, leur régularité, d'utiliser ces symptômes pour établir des diagnostics. Les découvertes d'Hérophile en anatomie sont très importantes : il distingua pour la première fois les membranes de l'œil (sclérotique, choroïde et rétine), il mit en évidence les ventricules cérébraux et fit, contrairement à Aristote qui attribuait ce rôle au cœur, du cerveau l'organe principal de la sensibilité et de la pensée. Il décrivit aussi correctement les méninges.

Érasistrate, partant des travaux d'Hérophile, établit la distinction entre nerfs moteurs et nerfs sensitifs ; il découvrit un certain nombre de nerfs crâniens, étudia les circonvolutions cérébrales (comparant celles de l'homme à celles du lièvre ou du cerf), découvrit la valvule tricuspide dans le cœur entre ventricule et oreillette droits. Il affirma que les nerfs étaient parcourus par un "*esprit animal*" initialement logé dans les ventricules cérébraux. Seize siècles plus tard, Descartes reprendra, dans sa physiologie humaine, ces "*esprits animaux*" ! "Celui qui a l'habitude de la recherche, disait Érasistrate, explore toutes les avenues possibles en menant son enquête."

Hérophile et Érasistrate eurent la chance de trouver l'appui des Ptolémée, souverains d'Égypte, pour mener leurs recherches.

5. La médecine galénique (Ier siècle)

La grande école de médecine d'Alexandrie perdit progressivement son rayonnement, en même temps que le centre de gravité culturel du monde méditerranéen quittait progressivement la Grèce et le Proche-Orient pour migrer à Rome. Au IIe siècle naquit à Pergame[13], en Mysie ou royaume des Attalides, à 25 km de la mer Égée, celui qu'on considère comme le plus grand médecin de l'Antiquité après Hippocrate. C'est **Galien de Pergame** (129-201). Galien fit des études de philosophie et de médecine, à Smyrne, Corinthe puis Alexandrie. Il fut donc initié à l'anatomie humaine sans faire lui-même de recherche en ce domaine. En 157, il revint à Pergame où il fut nommé au poste important de "médecin des gladiateurs". En 162 il se rendit à Rome où il devint rapidement un médecin réputé. Il fit des vivisections de chèvres et de porcs pour étudier les mécanismes nerveux et musculaires de la respiration. En 168, il reçut l'ordre de l'Empereur Marc-Aurèle de se rendre à Aquileia, près des troupes romaines se préparant pour une attaque contre les Germains, mais touchées par la peste. Galien lutta comme il put contre ce fléau. En 169, Marc-Aurèle nomma Galien médecin particulier de son fils Commode.

Galien finit donc sa vie à Rome où il put se consacrer à la rédaction de nombreux ouvrages ; il mourut en 201. Outre de nombreux *Commentaires* sur l'œuvre d'Hippocrate, il rédigea un très grand nombre de traités médicaux : *Exhortation de l'art médical, Des sectes pour les débutants, Esquisse empirique, De l'expérience médicale, Sur la meilleure Doctrine, De l'utilité des parties du corps humain, Sur le pouls, La méthode thérapeutique,*

[13] L'ancienne Pergame, une des capitales scientifiques de la Grèce hellénistique (avec Éphèse, Milet, Samothrace, etc.) est aujourd'hui Bergama, en Turquie.

etc. Il rédigea aussi plusieurs traités de philosophie, notamment des *Commentaires sur le Timée de Platon.*

Élève d'Hérophile et d'Érasistrate à Alexandrie, Galien a écrit un traité d'anatomie : *Sur les procédures anatomiques*, dans lequel il recommande, pour la dissection des cadavres, de "choisir ceux des singes qui ressemblent le plus à l'homme". Cette pratique entraîna Galien lui-même à commettre (et à transmettre par ses écrits) quelques erreurs anatomiques graves (plus tard soulignées avec force par Vésale, le grand anatomiste de la Renaissance)[14]. Galien prétendait voir sous le cerveau un réseau dense de vaisseaux sanguins : le *rete mirabilis* (réseau merveilleux) qui existe bien chez le singe mais non chez l'homme ; il a parlé "d'un os du cœur" prétendument observé chez les très gros animaux, erreur qu'on lui a beaucoup reprochée, à juste titre ; enfin (mais c'était à l'époque un grand progrès, il a décrit sept paires de nerfs crâniens au lieu des douze aujourd'hui reconnus (figure 4).

Figure 4. Les sept paires de nerfs crâniens découverts par Galien

Paires	Nomenclature moderne	Classification de Galien
I	Nerfs olfactifs	non envisagés comme nerfs séparés
II	Nerfs optiques	Nerfs optiques (1re paire)
III	Nerfs oculomoteurs	2e paire (sans nom)
IV	Nerfs trochléaires	Nerfs inconnus de Galien
V	Nerfs trijumeaux	3e paire (nerfs sensitifs) 4e paire (nerfs moteurs
VI	Nerfs moteurs oculaires externes	Nerfs unis avec la 2e paire
VII	Nerfs faciaux	5e paire (sans nom)
VIII	Nerfs auditifs	
IX	Nerfs glossopharyngiens	
X	Nerfs vagues	6e paire (sans nom)
XI	Nerfs spinaux	
XII	Nerfs grands hypoglosses	7e paire (sans nom)

[14] Voir P. Mazliak, *Brève histoire de l'anatomie, de l'Antiquité à Vésale*, Adapt, Paris, 2018, 204 pages.

Galien adopte les conceptions physiologiques d'Aristote. Tous les tissus de l'organisme seraient doués de "facultés naturelles" : faculté *coctrice* de l'estomac, faculté *sanguinifique* des veines, facultés *attractives* et *répulsives* de la plupart des tissus, etc. Ces facultés permettraient aux différents tissus d'obéir aux directives données par les trois "âmes" du corps animal : *nutritive, sensitive et "intellective"*. Fondés sur cette physiologie (en grande partie fantasmée), Galien a produit plusieurs traités de thérapeutique : *Des simples, Le grand art (Ars magna), La méthode thérapeutique.* C'est encore la théorie des facultés naturelles qui prévaut en thérapeutique :

> "Nous dirons que l'aloès a une faculté purgative et tonique pour l'estomac, une faculté agglutinante pour les blessures sanglantes, une faculté cicatrisante pour les plaies lisses, etc."[15]

Reprenant ainsi tous les acquis des auteurs antérieurs, les constituants fondamentaux du corps selon Empédocle, les souffles de la médecine indienne, la théorie des quatre humeurs d'Hippocrate, la téléologie d'Aristote, les découvertes anatomiques de l'École d'Alexandrie, Galien met en quelque sorte un point d'orgue aux préconisations médicales des traités akkadiens, égyptiens, indiens ou grecs de diagnostics et de pronostics. Galien a combattu, toute sa vie, d'un côté, le pragmatisme étroit de la "secte des médecins empiristes" et de l'autre, le dogmatisme rigide des "médecins méthodistes". Le grand médecin de Pergame s'est efforcé de rassembler, dans ses ouvrages, ses expériences cliniques personnelles ainsi que celles héritées de la tradition, les théories médicales rationnelles et les données anatomiques disponibles. La renommée de Galien en Europe et dans tout le Bassin méditerranéen fut

---

[15] Galien, *L'âme et ses passions*, Les belles Lettres, Paris, 1995, 157 pages.

considérable : la "médecine galénique" fut la loi absolue des médecins pendant tout le Moyen-Âge et jusqu'à l'époque classique (par exemple ce fut encore la loi des médecins de Molière au XVIIe siècle).

6. Les données de l'anatomie

Le premier essor de l'anatomie, nous l'avons vu, s'est produit aux derniers siècles avant notre ère, à Alexandrie essentiellement, où enseignèrent Hérophile et Érasistrate. Au deuxième siècle de l'ère chrétienne, Galien, le "médecins des gladiateurs" fit aussi quelques recherches anatomiques. Ce premier essor de l'anatomie coïncide avec un certain abandon, par les médecins, des théories "humoristes" de la médecine hippocratique. Les médecins prirent désormais mieux en compte la structure des "régions du corps", la structure des organes pour expliquer l'origine des maladies. Cet "élan anatomique" s'est confirmé au cours des siècles et anime aujourd'hui encore les cliniciens (et chirurgiens) dans nombre de domaines importants de la pratique médicale.

Cependant il importe de bien noter qu'après les travaux de l'École d'Alexandrie et ceux de Galien, l'anatomie a stagné en Occident pendant plus de dix siècles (!), parce que la dissection des cadavres humains était devenue un tabou absolu et que cette pratique avait totalement disparu des écoles de médecine. Le savoir anatomique des facultés de médecine médiévales se bornait à la répétition (sans pratique) par les maîtres et leurs étudiants des "vérités anatomiques" trouvées dans les traités de Galien. À l'époque médiévale, le savoir anatomique fut même relégué à un rang inférieur, celui des chirurgiens-barbiers, dépourvus de toute formation universitaire, de sorte qu'une séparation désastreuse s'instaura entre savoir anatomique pratique et médecine savante.

Ce n'est qu'à la Renaissance[16], en Italie d'abord, dans l'effervescence culturelle des *Quattrocento* et *Cinquecento,* à Salerne (première école de médecine fondée au IXe siècle), puis dans les facultés de Pise, Ferrare, Bologne, Padoue et Rome que l'anatomie reprit son essor sous l'impulsion tout à fait remarquable d'André Vésale (1514-1564), professeur à Padoue. Son grand ouvrage : "*La fabrique du corps humain*" est encore universellement admiré.

L'intérêt des grands artistes de la Renaissance (tels Léonard de Vinci, Michel-Ange...) pour les "figures du corps" représentées dans leurs tableaux (Léonard de Vinci a laissé de nombreux croquis anatomiques) ou dans leurs statues, soutint avec force le nouveau développement de l'anatomie et de la dissection des cadavres.

Les conséquences de ce renouveau de la science anatomique sur le développement de la médecine furent considérables : la découverte de la circulation du sang, par William Harvey (1578-1657), qui étudia l'anatomie à Padoue, en fournit un exemple éclatant.

7. Les grands médecins de l'Islam (VIIIe-XIIIe siècle)

Du VIIIe au XIIIe siècle de l'ère chrétienne (soit du IIe au VIIe siècle du calendrier musulman, démarrant en 622, l'année du début de l'exil du Prophète [l'Hégire] hors de sa ville natale : La Mecque), la civilisation arabo-musulmane domina le Bassin méditerranéen. Issues d'une Arabie encore en grande partie désertique, ne possédant que quelques villes (La Mecque, Yatrib [aujourd'hui Médine]) des troupes arabes, formées au départ de troupes guerrières nomades, vivant habituellement du produit de

[16] Voir P. Mazliak, *Brève histoire de l'anatomie, de l'Antiquité à André Vésale*, opus cité.

leurs razzias, conquirent en un siècle (632-732), un immense Empire. Dès le Haut Moyen-Âge, aux VIIIe et IXe siècles, cet empire s'étend de l'Indus à l'Atlantique, englobant l'Iran oriental, la Perse et l'ancienne Mésopotamie (Irak, Syrie, Palestine), l'Égypte, la Lybie, les pays du Maghreb et l'Espagne.

Sur de si grandes étendues, les conquérants arabes ne purent maintenir leur domination que grâce à deux ciments culturels très efficaces : 1°) l'Islam, la religion nouvelle prêchée par le prophète Mahomet, dès le début du VIIe siècle de l'ère chrétienne ; 2°) une langue commune, l'arabe littéraire du Coran, qui ne s'imposa que très lentement dans les provinces les plus reculées de l'Empire, mais qui devint la langue du pouvoir et de l'administration, à partir du Xe siècle, puis surtout la langue des savants et des érudits : théologiens, philosophes, juristes et médecins. Leurs écrits se diffusèrent ainsi d'un bout à l'autre de l'Empire ; citons par exemple le fameux *Canon de la Médecine*, écrit par Avicenne [Ibn Sina], médecin n'ayant jamais quitté la Perse, mais écrivant ses textes savants en Arabe. Tandis que les pays chrétiens, de Rome à Byzance, affrontaient les invasions barbares, les pays arabisés drainaient les richesses de l'Extrême-Orient : soieries, ivoire, bijoux, métaux précieux, épices ; ainsi naquirent de nombreuses métropoles régionales, riches et peuplées : Damas, Ispahan, Bagdad, Samarcande, Boukhara, Le Caire, Kairouan, Marrakech, Séville, Cordoue, Grenade... Ces villes se couvrirent de palais, de mosquées, d'universités, d'hôpitaux et de monuments splendides.

À la fin du Moyen-âge, vers les XIIe-XIIIe siècles, les clercs des monastères ou écoles de Tolède, de Cluny, du Mont-Cassin, de Salerne, etc. traduisirent en latin un grand nombre de manuscrits arabes ; ils découvrirent ainsi avec émerveillement les œuvres de Platon, Aristote Euclide,

Archimède, Hippocrate, Galien... Les grands auteurs arabes furent ainsi des "passeurs de civilisation". Ils furent aussi de grands novateurs : ils inventèrent l'algèbre [*al-jabr*], l'alchimie [*al-kimia*]. Dans ce domaine on leur doit notamment l'alcool, les alcalis, la distillation des parfums, etc.

Une dizaine de grands médecins arabes écrivirent des traités : Al-Tabari, Al-Razi, Al-Majusi, Ibn Sina [Avicenne] et Ibn Rushd [Averroès] pour ne citer que les plus fameux. Le *Canon de la Médecine* d'Avicenne servit de manuel dans toutes les facultés de médecine d'Europe (de Montpellier à Padoue) jusqu'au XVIIe siècle. Pour illustrer les grandes avancées de la médecine durant la période de l'Empire arabo-musulman, nous présenterons brièvement les travaux d'Avicenne[17].

Avicenne (Ibn Sina) [980-1037] naquit en Perse orientale ; son père était collecteur d'impôts à Khormeytan, sa mère était juive. Avicenne se révéla d'une intelligence hors du commun : très jeune, il maîtrisait le "calcul indien" (procédés traditionnels de calcul des mathématiciens védiques de l'Inde ancienne), il connaissait par cœur de larges extraits du Coran, il avait étudié la philosophie à travers l'*Isagoge* de Porphyre [234-310] (exposant notamment les philosophies de Platon, d'Aristote et de Plotin) ; il s'initia aussi à l'astronomie en étudiant l'*Almageste* de Ptolémée (100-168), astronome-astrologue égyptien (le système astronomique de Ptolémée est *géocentrique* ; on le considéra valide jusqu'à la "révolution copernicienne" du XVIe siècle). En 995, Avicenne entreprit des études de médecine à l'école de Djundaysabur en Khûzistân (aux confins de l'Irak) puis à l'hôpital de Boukhara aujourd'hui en Ouzbékistan. Il pratiqua ensuite la médecine dans toute la Perse, menant

---

[17] Voir P. Mazliak, *Avicenne et Averroès, médecine et biologie dans la civilisation de l'Islam*, Vuibert/Adapt, Paris, 2004, 247 pages.

une vie aventureuse de Cour princière en Cour princière. Il passa les dix dernières années de sa vie à Ispahan et s'éteignit en 1037 à Hamadan, deux grandes villes d'Iran.

Avicenne est l'auteur d'environ 270 livres dont 160 nous sont parvenus. Il écrivit son œuvre majeure : *Kitab-al-Qânun* [*Canon de la Médecine*] entre 1010 et 1014. Traduit en latin dès le XIIe siècle, ce traité fut réédité environ 36 fois jusqu'au XVIIe siècle. Ce très gros ouvrage comprend Cinq Livres :

- Le premier Livre est une présentation très générale de la médecine (anatomie, physiologie, symptomatologie, thérapeutique). Les interventions du médecin pour l'examen clinique au chevet du malade sont détaillées : auscultation, percussion, palpation, examen du pouls, observation des urines. La fin du livre présente les régimes alimentaires conseillés "pour la préservation de la santé".
- Le second Livre présente les remèdes employés contre les maladies : nature, doses adéquates, effets secondaires ; une grande attention est portée à la conservation, l'altération sous l'effet des facteurs de l'environnement (température, humidité, lumière, atmosphère). Ensuite figure une liste commentée de 160 produits pharmaceutiques minéraux ou organiques.
- Le troisième Livre est consacré à la pathologie spéciale des divers organes « de la tête aux talons » : migraine, épilepsie (maladies de la tête) ; maladies des yeux du nez, des oreilles ; maladies de la gorge, des poumons (pleurésies), de l'appareil digestif, des reins ou de l'appareil génital (maladies vénériennes). Pour chaque maladie : diagnostic, pronostic et remèdes.
- Le quatrième Livre est consacré aux affections générales qui peuvent affecter l'organisme entier :

fièvres, empoisonnements, inflammations glandulaires ; s'y ajoute l'étude des excroissances (furoncles, tumeurs ; maladies éruptives [rougeole, variole], lèpre.) Avicenne ajoute des indications sur les épidémies.
- Le cinquième Livre est un formulaire de préparation des crèmes, onguents, baumes, pommades, sirops, etc. C'est le livre de l'apothicaire.

Cette encyclopédie médicale n'apporte pas vraiment de progrès sur les médecines d'Hippocrate, de Galien, de Dioscoride ou d'autres grands médecins arabes. La nouveauté du *Canon de la Médecine* c'est l'effort pour penser la médecine comme une "science" rationnelle, débarrassée de toute référence astrologique ou alchimique ; les causes naturelles sont privilégiées dans l'étiologie [les causes] des maladies.

Avicenne a aussi écrit un *Livre de l'âme* qui se propose d'expliquer comment *l'âme animale* peut entrer en communication avec le monde environnant. Les cinq organes des sens fournissent les *sensations.* Les objets matériels ont (selon les philosophies antiques reprises par Avicenne) une *substance* et une *forme*. Seule la forme est captée par les organes des sens et c'est cette forme immatérielle qu'ils envoient au cerveau. Les nerfs sensitifs envoient ces sensations inconscientes vers une première cavité cérébrale frontale, la "cavité du sens commun". De là, les formes migrent en arrière vers la cavité de la "puissance imaginative et rétentive" qui permet au cerveau de former et de retenir pour un temps les images (*perceptions*) des objets ayant fourni les sensations. De là, les formes voyagent vers une cavité centrale d'analyse et de reconstruction des images complexes. Les images recomposées peuvent être renvoyées vers la seconde cavité où siège une première forme de mémoire. De là les nouvelles images peuvent éventuellement être transmises à la cavité frontale du sens commun où elles seront perçues. [En neurophysiologie moderne, ces transmissions d'images mentales d'une zone à l'autre sont réalisées par des projections nerveuses intracérébrales]. Une autre cavité cérébrale située en arrière de la troisième contient la "puissance estimative" appréciant les "intentions" éventuellement liées aux images : dangerosité, apaisement, bienveillance, joie, etc. Une cavité cérébrale tout à fait postérieure contient la "puissance conservative et remémorative" qui conserve les "intentions" liées aux images ; cette "puissance" peut éventuellement les réinjecter dans le circuit vers l'avant (figure 5).

Cette "neuroscience cognitive" d'Avicenne ne s'appuie jamais sur la moindre donnée expérimentale ; ce sont les observations et les réflexions géniales du médecin de Boukhara et d'Ispahan qui l'ont guidé pour proposer une organisation du cerveau produisant de la pensée. Cette conception étonnamment moderne n'a pas été revisitée avant l'époque moderne.

Figure 5. Réseau avicennien de la perception

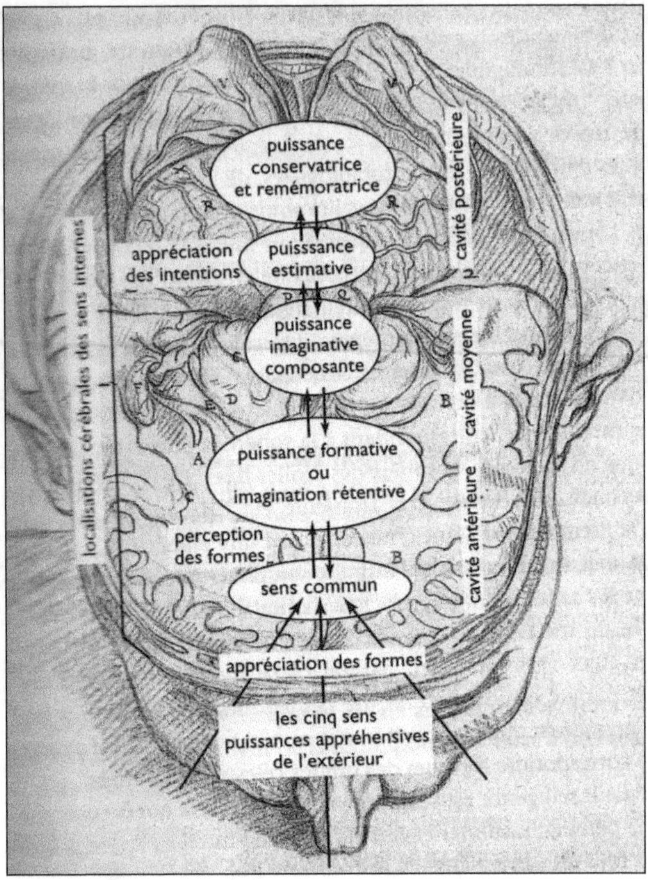

8. Fernel : découverte de la Physiologie (XVIe siècle)

Dans tout l'Occident chrétien, du Moyen-Âge à la Renaissance, les médecins utilisent couramment les prévisions astrologiques pour établir leurs diagnostics : les docteurs, les magiciens et les alchimistes portaient la même robe longue et souvent un chapeau pointu ; ceci contribuait évidemment à rapprocher leurs activités dans l'imagination populaire. La médecine de la Renaissance a dû réaliser des efforts considérables pour s'arracher à la domination des pensées ésotériques. Au début du XVIe siècle, le médecin français Jean Fernel (1497-1558) fut le plus illustre de ces médecins rationalistes qui tentèrent de ramener leur art aux préceptes d'Hippocrate et de Galien.

L'ouvrage le plus célèbre de Jean Fernel, *Les Sept livres de la Physiologie*, n'est en vérité que la première partie[18] de sa *Médecine Universelle* publiée à Paris en 1554. À Jean Fernel revient le grand mérite d'avoir créé le mot *physiologie* [en grec *discours sur la nature*] auquel il donna le sens qu'il a conservé jusqu'à aujourd'hui : "*discours sur la nature humaine*" c'est-à-dire étude des fonctions des organes du corps humain (et par extension *étude du fonctionnement de l'organisme sain de tous les êtres vivants*). Le plan des *Sept livres de la Physiologie* nous donne une bonne idée du caractère encore ambigu des connaissances biologiques de Jean Fernel :

- Livre I : *De la description des parties du corps humain.*
- Livre II : *Des éléments constitutifs du corps de l'homme.*
- Livre III : *Des tempéraments de chaque partie du corps.*
- Livre IV : *De la chaleur naturelle due aux esprits présents dans le corps.*
- Livre V : *Des facultés de l'âme.*
- Livre VI : *Des fonctions et des humeurs.*
- Livre VII : *de la génération de l'homme et de la semence.*

Ces énoncés rendent compte des observations anatomiques faites par l'auteur en disséquant des cadavres, des emprunts qu'il fait aux théories des alchimistes

---

[18] Les deux autres parties que nous analyserons plus loin sont la *Pathologie* et la *Thérapeutique.*

(éléments, humeurs), puis son adoption des concepts de la médecine antique : chaleur naturelle, tempéraments, âme, génération[19].

La *Médecine Universelle* (1554) de Jean Fernel eut plus de 30 rééditions, en latin puis en français, jusqu'à la fin du XVIIe siècle. Nous en analyserons ci-après les deux parties essentielles suivant, dans l'ouvrage, les *Sept livres de La Physiologie*.

8.1. *La Pathologie ou Discours sur les maladies*

La Pathologie ou Discours sur les maladies (édition française à Paris, en 1655) contient également *Sept Livres* renfermant chacun jusqu'à XX chapitres ou plus. Nous ne retiendrons que les points les plus originaux. Voici le texte introductif de l'œuvre de Fernel qui oriente désormais la médecine dans une voie aussi scientifique que possible :

> "*Ce que c'est que la Maladie.*
>
> Les hommes n'eussent jamais appliqué leur esprit à la recherche ou à l'exercice d'aucun Art qui puisse servir à la guérison des maladies et à la conservation de la santé, si la Nature eut su maintenir elle-même cette bonne disposition du corps qu'elle avait premièrement établie. Mais puisque c'est un arrêt irrévocable que l'homme, aussi bien que le reste des choses qui vivent ici-bas, subisse quelque jour la Mort, et soit cependant exposé aux attaques des injures externes, qui l'environnent de tous côtés [...] le principal devoir d'un parfait Médecin est de bien connaître la disposition du corps, laquelle est si souvent et de tant de façons altérée, et [de] n'ignorer aucune des Maladies qui la peuvent troubler. Nous avons déjà, d'un style assez étendu, démontré en la Physiologie, qui est comme la base et le fondement de cet art, quelle est la Nature de l'homme,

[19] Pour une analyse approfondie, voir P. Mazliak, *Jean Fernel, premier physiologiste de la Renaissance*, Hermann/Adapt, Paris, 2016, 162 pages.

quelles [sont] ses facultés, en combien et de quelles sortes chacune d'elles exerce ses fonctions, et comment elles gouvernent le corps, selon l'ordre et les règles de la Nature, lorsqu'il jouit d'une pleine santé. Il est donc ici question de traiter plus succinctement de sa mauvaise disposition, ce qui concerne particulièrement la Médecine, et d'expliquer de quelles Maladies et de quels symptômes il a coutume d'être surpris, de quelles causes ces accidents procèdent et par quels signes on les reconnaît, car il semble qu'en la déclaration de tout cela doive consister la pleine et entière doctrine des choses qui sont contraires à la santé et outre la Nature, par l'action violente desquelles l'homme déchet [s'écarte] de sa bonne disposition[20]."

Ce discours (où il est principalement question de reconnaître et nommer les maladies, sans souci immédiat de les soigner) pose les nouvelles bases de l'activité du médecin : partant de ses bonnes connaissances en anatomie et en physiologie humaines, il doit traquer les déviations (par rapport à la normale) observées lors des maladies. *Les sept Livres du Discours sur les maladies* esquissent donc une énumération et un classement de ces "écarts de structure et de fonctionnement des divers organes du corps" lors des maladies. Ces livres sont les suivants :

– Livre I : *Ce que c'est que la Maladie.*

Il faut remarquer dans ce premier Livre deux chapitres remarquables :

"Chapitre XX : *Causes intérieures des maladies* [...]

Les esprits, le sang, les humeurs, les excréments, et tout ce que nous avons dit être compris sous le nom de choses contenues dans le corps, sont causes intérieures [...] Elles ruinent la bonne disposition naturelle et produisent des

---

[20] Jean Fernel, *Pathologie ou Discours sur les Maladies*, p. 1-2, Paris, réédition de 1655. Ce discours magnifique a été retranscrit en français moderne par l'auteur du présent ouvrage (P.M.)

maladies quand elles s'écartent trop de la modération qu'elles doivent avoir [...] Les vices de la qualité sont l'excès et le défaut. [...] L'air grossier, obscur, plein de brouillards et couvert de nuages, le froid, l'abondance des aliments, l'amas des excréments, le long repos, la crainte et le chagrin, oppressent les esprits et la chaleur naturelle et resserrent [diminuent] les humeurs, et si ces choses sont violentes et hors de saison, elles étouffent et éteignent la chaleur naturelle, tout de même que si on avait la corde au cou[21]."

"Chapitre XXI : *La cause des maladies implicites et composées*

Il n'y a point de cause qui soit toujours déterminée à une propre et seule maladie, mais le plus souvent une simple et même cause en produit plusieurs et diverses. L'ardeur du soleil excite les défluxions [écoulements] froides de la tête, d'où s'en suivent l'asthme, la goutte et la paralysie [!] ; la même cause échauffe et irrite la bile, qui engendre la fièvre. Voire même les causes qui sont contraires concourent souvent à la procréation de la même maladie, car comme l'ardeur du Soleil dilatant le cerveau et ouvrant les conduits de celui-ci, en fait sortir les excréments qu'il rend coulants et fluides, aussi le trop grand froid les exprime et les met hors [du cerveau], comme en pressant et resserrant[22]."

– Livre second : *Des symptômes et des signes.*

Notons au chapitre VII : *Des signes et combien il y en a de sortes.*

" Les maladies cachées au plus profond du corps ne pouvant être ni vues ni aperçues par aucun sens, se connaissent seulement par les *signes*, lesquels comme indices des choses, servent fort à propos de guide et de conduite à l'entendement

---

[21] Ibidem, p. 75-76.

[22] *Ibidem*, p. 83. Si l'affirmation initiale de la multiplicité des causes possibles d'une même maladie peut être acceptée, l'application qu'en fait ici Fernel pour le "rhume de cerveau" est aujourd'hui inacceptable.

pour pénétrer dans ce qui est le plus secret, et découvrir les choses fort obscures si clairement qu'il semble qu'on les voie avec les yeux mêmes. [...] Ainsi le symptôme étant apparent et manifeste, sert de signe exprès à la maladie intérieure et cachée de laquelle il procède [...][23]."

Le symptôme accompagnant une maladie est donc apparent, immédiatement perceptible (par les yeux, l'auscultation, la palpation, etc.). Le signe résulte d'une analyse plus profonde, d'un raisonnement associant plusieurs considérations sur l'état du malade : comme le dit très bien Michel Foucault, "c'est l'intervention d'une conscience qui transforme le symptôme en signe[24]."

Le médecin va se servir des signes pour poser diagnostic et pronostic.

- Livre III : Du pouls et des urines.
- Livre IV : Des fièvres.
- Livre V : Des maladies de chaque partie du corps et de leurs symptômes. Les maladies du cerveau (méningites, paralysies, hallucinations, mélancolie), les maladies du cœur, les maladies pulmonaires (pleurésies notamment) font l'objet des chapitres de ce Livre.
- Livre VI : Des maladies des parties qui sont sous le diaphragme. Ce sont les maladies hépatiques, intestinales, urinaires (des reins et de la vessie) et vénériennes (de l'appareil génital).
- Livre VII : *les maladies externes du corps*. Il s'agit d'abord d'une appréciation assez fine des rôles respectifs du Médecin et du Chirurgien.

"La Chirurgie a été du commencement tenue pour une partie de la Médecine et toutes les deux ont même origine [...]. Mais depuis [quand ? quelle époque ? non précisée par Jean

---

[23] *Ibidem,* p. 104.

[24] M. Foucault, *Naissance de la clinique*, opus cité, p.92.

Fernel], pour relever d'avantage l'excellence et la dignité de la Médecine et par-dessus le reste, les Docteurs en cette faculté se réservant pour le raisonnement et le conseil comme chose plus noble et plus libérale, et s'attribuant ce droit, comme y ayant une prétention en quelque sorte plus légitime, laissèrent en partage aux Chirurgiens et aux Apothicaires, qui leur seraient des valets en la pratique de cet Art, tout ce qui se fait ordinairement par le secours de la main.[25]"

Fernel ne trouve apparemment aucune injustice dans ce traitement discriminatoire réservé aux chirurgiens. Aujourd'hui encore, en 2022, il existe en France deux Académies nationales distinctes, l'une de Médecine, l'autre de Chirurgie. La situation est semblable au Royaume-Uni, en Suisse, etc.

Les "maladies externes" repérées par Fernel au Livre VII de son *Discours* sont les fractures, luxations, blessures, tumeurs, tubercules, pustules, épanchements, etc., toutes maladies traitées par les chirurgiens ou apothicaires.

8.2. *Les Sept Livres de la Thérapeutique universelle* (nouvelle édition en français de 1655)

Les sujets traités dans ce nouveau livre sont les suivants :

- Livre I : Du devoir du Médecin et de l'excellence de l'Art (Préface)

"Que les lois de la Médecine se conforment aux lois de la Nature de sorte qu'il ne faut pas que nos soins soient accompagnés de rigueur et de sévérité, mais de douceur et de complaisance [empathie], afin que les malades en perçoivent toute sorte de soulagement et les Médecins beaucoup d'estime".

---

[25] Jean Fernel, *Discours sur les maladies*, opus cité, p. 532.

- Livre II : De la méthode de remédier (évacuations, saignées, ventouses, scarifications, sangsues).
- Livre III : De la méthode de guérir (purgations, lavements).
- Livre IV : Des genres et facultés des médicaments.

"Le médicament est ce qui par puissance change la naturelle constitution du corps" (p. 223)

- Livre V : De la matière ordinaire des médicaments intérieurs (qui guérissent les maladies intérieures).
  La pharmacopée de Fernel est encore bien primitive : "la rose seiche empêche les fluxions [...], elle apaise les douleurs de la tête [...] fait dormir et fortifie le cerveau et la raison" ; (p. 403)
- Livre VI : De la matière des médicaments extérieurs.
- Livre VII : Des médicaments composés (sirops, électuaires [préparations pharmaceutiques de consistance molle : suc de chicorée ou d'endives], antidotes, etc.)

Cette *Médecine Universelle* recensant toutes les maladies connues au XVIe siècle, tous les procédés d'investigation et tous les procédés thérapeutiques dont disposent les médecins de l'époque, est un ouvrage admirable, comparable au *Canon de la Médecine* d'Avicenne. Il restait à Jean Fernel la tâche de classer les maladies. Or la classification des maladies (ou nosologie) par notre auteur est assez fruste ; c'est une nosologie bipartite distinguant : 1) les maladies qui affectent l'ensemble de l'organisme et 2) celles qui ne touchent qu'un seul organe. 3) Fernel ajoute cependant à ces deux sortes de maladies, "la maladie qui se fait par *sympathie* ou communication. L'indisposition propre à la partie ou *idiopathie* est un effet contre nature produit en la partie par quelque chose qui en altère immédiatement la disposition. Mais *l'indisposition par sympathie* est un effet contre nature communiqué à la partie par le vice d'une autre." (*Discours sur les maladies*, p. 11). Cette nosologie rudimentaire va céder sa place aux nosologies très développées du XVIIe siècle, le grand siècle de la nosologie.

9. Nosologies (ou nosographies) XVIIe et XVIIIe siècles

La médecine de l'époque classique, en Europe, est une médecine de *classification* des maladies, à l'image de l'œuvre de Linné (1707-1778) qui se couvrit de gloire par ses classifications botaniques ou zoologiques.[26]

Le médecin anglais **Thomas Sydenham** (1624-1689), pourvu du surnom flatteur "d'Hippocrate anglais", étudia la médecine à Oxford, Cambridge et Montpellier. Il servit un temps comme officier dans l'armée de Cromwell puis exerça la médecine à Londres. Ami de Richard Boyle et de John Locke il écrivit de nombreux ouvrages en latin, dont la très célèbre *Médecine pratique* (traduction en 1835 de l'ouvrage posthume de 1692 : *Integri processus in morbis fere omnibus curandis*). Cet ouvrage fut le manuel de tous les médecins anglais pendant plus d'un siècle.

> "En premier lieu, il faut réduire toutes les maladies à des espèces précises et déterminées avec le même soin et la même exactitude que les botanistes ont fait dans leurs traités sur les plantes [...].
>
> En second lieu, celui qui voudra donner une histoire [description] des maladies doit renoncer à toute hypothèse et à tout système de philosophie, et marquer avec beaucoup d'exactitude les plus petits phénomènes de la maladie qui sont clairs et naturels [...].

---

[26] Linné lui-même proposa une classification des maladies (*Genera morborum*) qui n'eut pas grand succès.

En troisième lieu, il faut, dans la description d'une maladie, exposer séparément les symptômes propres ou essentiels, et les accidentels ou étrangers[27] [...]".

L'ouvrage de Sydenham énumère ensuite une très longue suite de maladies, accompagnées chacune de leurs symptômes, et des traitements proposés par l'auteur. Sydenham décrivit le cadre clinique de la goutte, dont il souffrait lui-même. Il vit de près la Grande Peste de Londres de 1675 en même temps que les sévères épidémies de variole, scarlatine, rougeole, dysenterie, syphilis. Pour traiter le paludisme, il proposa l'écorce de Cinchona (*Quinquina officinale)* une plante ramenée du Pérou dès 1649 par les Jésuites et plus tard par Joseph de Jussieu.

"Ne traitez jamais une maladie sans vous être assuré de l'espèce[28]." Ce précepte indique "qu'avant d'être prise dans l'épaisseur du corps", la maladie est introduite dans un système hiérarchisé en classes, familles, genres, espèces.

La table des matières de la *Médecine pratique* peut être considérée comme la première nosologie complète du XVIIe siècle.

François **Boissier de Sauvages** de Lacroix (1707-1767) est un médecin et botaniste français. Il fit ses études à la Faculté de Médecine de Montpellier et acquit son Diplôme de Docteur en 1726[29]. Après un séjour à Paris, il revint à Montpellier et devint Professeur à la Faculté de Médecine. Ami de Linné, il entretint avec ce savant une correspondance suivie sur la flore méditerranéenne. Il

---

[27] *Encyclopédie des sciences médicales*, *Médecine pratique* de Thomas Sydenham, Barrois, Paris, 1784, Préface de l'auteur, p. 9-23.

[28] Jean Emmanuel Gilibert, professeur de médecine à Montpellier, *L'anarchie médicale*, Neuchâtel, 1772.

[29] La thèse de Boissier de Sauvages portait pour titre : "*L'amour peut-il guérir par les Plantes* ?"

publia d'ailleurs en latin, en 1751, une *Flore sur les Plantes de la région de Montpellier.* En 1763, il publie en latin, à Amsterdam, une *Classification méthodique des maladies selon le système de Sydenham* puis transforme cet essai en son ouvrage le plus fameux : la *Nosologie méthodique*, publiée à Lyon, en 1772, en 10 volumes. La rédaction de cet ouvrage, instituant véritablement la nosologie médicale, avait coûté trente années d'observations cliniques à son auteur. Voici quelques lignes du *Discours préliminaire* de la *Nosologie méthodique :*

> "1. Il n'y a point de Médecin, quelque instruit qu'il soit des principes qu'on enseigne dans les Écoles, qui, lorsqu'il en vient à la pratique, ne rencontre presque tous les jours des difficultés, et ne reste incertain sur le parti qu'il doit prendre, soit à cause de la diversité des maladies, de la confusion des signes ou de la nouveauté des symptômes, soit à cause de la contrariété [des contradictions] qui règne[nt] dans les sentiments [avis] des Auteurs. [...]
>
> 2. J'ai d'abord senti que la première difficulté consiste à découvrir *l'espèce* de la maladie qu'on traite et la seconde, à découvrir l'indication curative ou la méthode la plus propre [appropriée] pour la guérir [...].
>
> 7. D'où vient donc que la Médecine, qui est le plus noble et le plus ancien de tous les Arts, a fait jusqu'à aujourd'hui si peu de progrès, que sa théorie ne peut initier les Candidats à la pratique, ne leur fournissant que très peu de principes certains et incontestables ? [...]
>
> 8. On ne doit pas admettre d'autres principes en Médecine que ceux dont la certitude est égale à celle que nous acquérons par le témoignage des sens. [...]
>
> 9. On nomme *Phénomènes* tous les faits qui tombent sous la connaissance des sens, soit qu'ils [y] arrivent d'eux-mêmes ou que l'art y ait part. On voit donc que l'expérience [= la

somme des connaissances pratiques d'un médecin] n'est autre chose que la connaissance des phénomènes [...].

10. C'est une erreur très ordinaire aux hommes de confondre leur jugement avec l'expérience ; et cette erreur a lieu toutes les fois qu'on décrit un phénomène de manière que telle ou telle chose y est représentée comme [en étant] la cause. [...]

Par exemple les Galénistes, préoccupés de leurs quatre humeurs, ont divisé les maladies en sanguines, bilieuses, pituiteuses et mélancoliques. Mais cette division est bien moins fondée sur des signes évidents de la surabondance de ces humeurs, que sur l'existence imaginaire de substances morbifiques.

12. Enfin la Médecine doit emprunter à la Philosophie, à la Mécanique, à la Géométrie et aux autres Sciences Générales, non seulement les termes mais aussi les principes. [...]

31. FONDEMENTS DE LA NOSOLOGIE

La nosologie est la science des maladies, ou l'Art de démontrer tout ce qui la concerne [...] et elle fait partie de la Philosophie [...].

32. Lorsque le nombre des choses qu'on veut connaître est considérable, il est nécessaire de suivre un *ordre*, tant pour les facilités de l'intelligence que pour aider la mémoire, observant autant qu'on le peut celui qu'elles [les connaissances] gardent entre elles.

37. La méthode systématique [de classement] joint ensemble les maladies qui se ressemblent, et les séparent de celles qui ne leur ressemblent point[30]; elle réduit toutes les maladies particulières à leurs *espèces*, les espèces à leurs *genres*, leurs genres en *ordres*, et ceux-ci à un petit nombre de *classes*.[31]"

---

[30] C'est la "méthode naturelle" de la Systématique des plantes introduite par Michel Adanson (1727-1806).

[31] F. Boissier de Sauvages, *Nosologie méthodique*, 10 volumes, Gouvion, Lyon, 1772, I, p. 1-405.

Cette *Nosologie méthodique* est la classification des maladies généralement adoptée par les médecins français aux XVIIe et XVIIIe siècles et la Table des matières de l'ouvrage est un tableau résumé de la classification proposée par Boissier de Sauvages.

Philippe Pinel (1745-1826) est un médecin aliéniste français renommé, ayant travaillé, notamment, à l'hospice parisien de Bicêtre (aujourd'hui Kremlin-Bicêtre). Il passe pour avoir "humanisé" les traitements des aliénés enfermés dans l'hospice. Il avait étudié la médecine à Montpellier, sous la direction de Paul Joseph Barthez (1743-1806), tenant du "vitalisme". Il fut ensuite nommé Médecin-chef de l'Hôpital parisien de La Salpêtrière.

Pinel est l'auteur d'une *Nosographie philosophique*, (1748, 2 volumes) offrant la première classification des maladies mentales, distinguant ; *mélancolie* (délire partiel), *manie* (délire généralisé), *démence* (affaiblissement intellectuel généralisé) et *idiotisme* (abolition totale des fonctions de l'entendement). Pinel supprima les saignées, comme médications inutiles, ne faisant qu'affaiblir les aliénés.

L'*Introduction* de la *Nosographie philosophique* retrace parfaitement les objectifs (somme toute très bornés) de la médecine à l'époque classique :

> "La vraie médecine, celle qui est fondée sur les principes, et qui consiste bien moins dans l'administration des médicaments que dans la connaissance approfondie des maladies, qui a été exercée par les médecins observateurs de tous les âges [...], est marquée par une attention extrême à bien déterminer les caractères des maladies, non moins que la succession de leurs périodes ou phases [...].
>
> C'est vers le commencement de ce siècle qu'un médecin-géomètre [William Pitcairn (1712-1792), médecin et botaniste anglais] s'est posé le problème général : *Une maladie étant donnée, trouver le remède ?* ce qui marquait

bien plus de présomption que de lumière et de sagesse [...]. Autre problème bien plus circonscrit, proposé avec bien plus de réserve, puisqu'il ne tend pas à faire croire à la toute-puissance de la médecine, et qu'il laisse le choix de la méthode expectante ou agissante : *Une maladie étant donnée, déterminer son vrai caractère et le rang qu'elle doit occuper dans un tableau nosologique*[32] *?"*

Les deux tomes de la *Nosographie philosophique* distinguent 84 groupes de maladies, des Fièvres diverses aux maladies dues à des parasites, vers intestinaux, morsures d'insectes et morsures de serpents.

10. Le XVIIIe siècle en France : les temps révolutionnaires

Jean Nicolas Corvisart (1755-1821) avait étudié la médecine auprès de maîtres réputés : Vicq d'Azyr, Desault et Antoine Petit à l'Hôtel-Dieu. Il travailla ensuite à l'Hôpital de la Charité puis rejoignit, comme professeur, l'École de Santé de Paris[33] créée par la Convention montagnarde. Il eut notamment comme élèves : Laennec ou le psychiatre Jean-Étienne Esquirol. Il est surtout connu pour avoir été le médecin personnel de Napoléon.

Corvisart inaugura en quelque sorte la transition de la médecine des nosographies vers la médecine d'observation, la médecine du "voir et du sentir". En 1806 il publia un *Essai sur les maladies et les lésions organiques du cœur et des gros vaisseaux*, [Migneret, Paris, 1806], qui l'incita à traduire ensuite en français, en 1808, un ouvrage de Léopold Auerbrugger intitulé : *Nouvelles méthodes pour reconnaître les maladies*

---

[32] Philippe Pinel, *Nosographie philosophique ou la méthode appliquée à la médecine*, 2 volumes, Maradan, Paris, 1797, I p. I-V.
[33] Voir plus loin p. 64.

internes de la poitrine. Dans la préface de cette traduction, Corvisart écrit ceci :

> "La théorie se tait ou s'évanouit toujours au lit des malades pour céder la place à l'observation ou l'expérience ; hé ! sur quoi se fondent l'expérience et l'observation, si ce n'est sur le rapport de nos sens ? Et que seraient l'une et l'autre, sans ces guides fidèles[34] ?"

10.1. Les « sens » de l'observation

Léopold Auenbrugger (1721-1809) est un médecin autrichien qui étudia la médecine à Graz puis à Vienne. Il exerça d'abord à l'Hôpital militaire espagnol de Vienne puis devint médecin à la Cour de Marie-Thérèse. Il est l'inventeur de la *percussion thoracique* pour l'exploration des maladies cachées du Thorax. En frappant légèrement du bout des doigts différents endroits de la poitrine, les différences de matité des sons ainsi rendus permettraient de localiser les organes atteints. Auerbrugger exposa sa méthode en un ouvrage rédigé en latin et publié en 1761. L'ouvrage fut traduit en français par Jean Nicolas Corvisart (voir ci-dessus la note 34).

René Théophile Hyacinthe Laennec (1781-1826), médecin français à l'Hôpital Necker de Paris, publia en 1819 un *Traité de l'auscultation médiate* ou *Traité du diagnostic des maladies des poumons et du cœur, fondé principalement sur ce nouveau moyen d'investigation*[35]. Laennec s'intéressa aux maladies du thorax qu'il observa pour la première fois par *l'auscultation.* Il devint ainsi l'inventeur du *stéthoscope* (du grec *stethos,* poitrine). Un papier roulé en tube creux lui permet pour la première fois

---

[34] J. N. Corvisart, Préface à la traduction de l'ouvrage de L. Auerbrugger, *Nouvelle méthode pour reconnaître les maladies internes de la poitrine,* Adolphe Delahaye, Paris, 1808.

[35] Éditeurs : Besson et Chaudé, Paris, 1819. Laennec fut aussi le premier médecin à décrire la cirrhose du foie.

d'amplifier, à l'oreille, les bruits du cœur et les râles de la respiration. Il invente ensuite, avec un cylindre en bois (figure 6), l'ancêtre du stéthoscope, amplifiant pour lui les sons dans une seule oreille ; le stéthoscope moderne amplifie les bruits pour les deux oreilles. Dans son ouvrage, Laennec décrit son stéthoscope pectoral, utilisé essentiellement pour ausculter les patients atteints de tuberculose pulmonaire, de la manière suivante :

> "Je me sers actuellement d'un cylindre de bois percé dans son centre d'un tube de 3 lignes [1 ligne = 2,26 mm] de diamètre, et brisé en son milieu à l'aide d'une vis, afin de le rendre portatif. L'une des pièces est évasée à son extrémité, à une profondeur d'environ 1 pouce et demi [1 pouce = 2,54 cm], en forme d'entonnoir. Le cylindre ainsi disposé est l'instrument qui convient pour l'exploration de la respiration et du râle. On le convertit en un simple tube à parois épaisses, pour l'exploration de la voix et des bruits du Cœur [...].[36]"

Figure 6. A gauche, le premier stéthoscope de Laennec.
Sur la coupe longitudinale de la fig. 6 on distingue bien la *partie auriculaire* (*a*) pour l'oreille du médecin et la *partie pectorale* (*b*) qui s'applique sur la poitrine du patient. A droite, stéthoscope moderne.

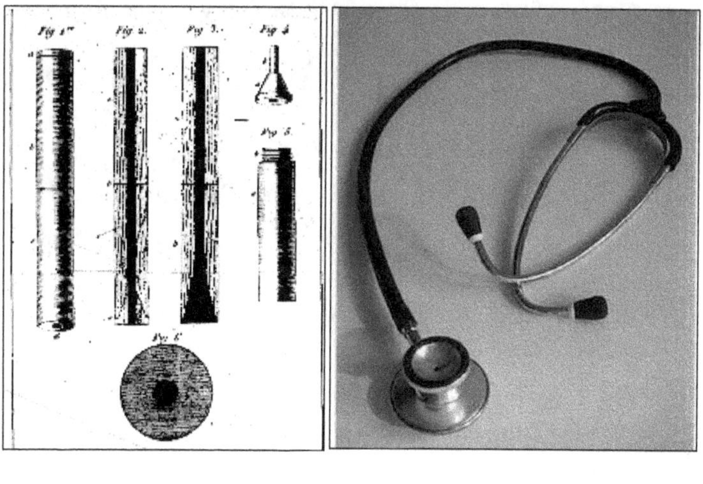

[36] Laennec, *Traité de l'auscultation médicale*, op. cité., p. 10-11.

10.2. Réorganisation révolutionnaire de la médecine

Le médecin français **Félix Vicq d'Azyr** (1748-1794) fut un précurseur[37]. Genre de Daubenton, il est surtout connu comme créateur de l'anatomie comparée : ses comparaisons approfondies entre les organismes de nombreuses espèces animales ouvrirent la voie à la théorie de l'Évolution (celle de Lamarck notamment). En étudiant, à la demande de Turgot, les "maladies des bêtes à cornes" (épizooties des bovins) il souligna le lien entre le développement de l'élevage et les connaissances scientifiques. La fondation en 1776 de la Société Royale de Médecine résulta de ces travaux sur les épidémies.

En 1790, Vicq d'Azyr présenta devant l'Assemblée constituante, au nom de la Société Royale de Médecine, *Un nouveau plan de constitution de la médecine en France.* Ce Plan comprend sept parties :

« *1°) Vues générales de la Réforme dont la Médecin est susceptible, et sur la nécessité de la rappeler à l'état d'unité et de simplicité où elle était du temps d'Hippocrate, en la réunissant à la Chirurgie.*

2°) De l'enseignement de la Médecine & de tout ce qui le concerne.

a) De l'enseignement en général

b) De l'enseignement en particulier

b1) De l'enseignement de la Médecine dans les Collèges

b2) De l'enseignement de la Médecine dans les Écoles Pratiques des Départements où doivent principalement être formés les Médecins qui se destinent à porter des secours dans les campagnes.

3°) De l'exercice de la Médecine considérée dans ses rapports avec la salubrité publique.

---

[37] Voir P. Mazliak, *Félix Vicq d'Azyr, précurseur révolutionnaire de l'anatomie comparée*, Hermann, Paris, 2017, 197 pages

a) De la manière dont les Médecins et les Chirurgiens doivent être distribués pour secourir le peuple des campagnes et des villes.

b) De la manière dont les substances médicamenteuses doivent être fournies aux pauvres habitants des campagnes.

c) De l'organisation des Hôpitaux (y compris Maternités et Maisons de retraite).

d) Organisation particulière des Hôpitaux destinés à l'enseignement de la Médecine et de la Chirurgie.

4°) De la Pharmacie ou de la vente et de la préparation des médicaments.

5°) De la Médecine vétérinaire.

6°) De la manière d'avancer les progrès de la Médecine par les travaux d'une académie.

7°) Articles constitutionnels du Plan contenu dans cet ouvrage. »

Trois grands principes inspirent ce *Nouveau plan pour la constitution de la Médecine* :

1. Tout homme de l'Art, ayant subi des épreuves rigoureuses et légales, doit avoir le droit d'enseigner à son tour.

2. Il doit aussi pouvoir exercer sa profession sur toute l'étendue du Royaume puisque tous les citoyens sont égaux aux yeux de la loi.

3. Pour le développement de la médecine dans les campagnes, il faut que le médecin soit secondé par les conseils des gens les plus habiles dans l'art de guérir (sages-femmes, chirurgiens, herboristes, Vétérinaires).

10.3. Organisation des établissements d'enseignement

1. La médecine et la Chirurgie seront dorénavant enseignées dans les mêmes Écoles ; ceux qui les auront

étudiées seront soumis aux mêmes épreuves ; ceux qui les exerceront jouiront des mêmes droits & tous seront désignés sous le nom de *Médecins*.

2. L'enseignement de la Médecine et de la Chirurgie se fera dans des Cours publics et particuliers et dans les divers Hôpitaux du Royaume qui seront organisés dans cette vue.

> « Bien entendu qu'on prendra des mesures pour que ceux des élèves qui ne sont pas favorisés par la fortune soient reçus dans les Écoles. Les directions des départements et Districts y pourvoiront. »

10.4. Distribution des établissements sur le territoire national

1. Il y aura dans le Royaume cinq Collèges de Médecine établis à : Paris, Montpellier, Bordeaux, Nantes [ou Nancy ou Dijon], Strasbourg.

Le *recrutement des Professeurs* se fera par concours. Le jury sera composé de représentants des Professeurs, des élèves déjà reçus et des concurrents. Les épreuves d'examen comporteront des épreuves de sciences générales, de spécialisation et des épreuves de clinique se déroulant dans un hôpital.

Serment civique : avant d'être proclamé Médecin, chaque candidat doit jurer d'être fidèle à la nation, à la loi, à l'Assemblée constituante et au Roi.

Sécurité sociale : Les malades pauvres, tant des villes que des campagnes recevront chez eux, autant qu'il sera possible, les secours de l'Administration et les Médecins destinés à les soigner, seront placés dans les cantons, pour les campagnes, et dans les arrondissements pour les villes (chefs-lieux de Districts ou de Départements).

Des articles supplémentaires concernent la *formation des Sages-femmes, des Pharmaciens et des Vétérinaires*.

Le projet de Décret déposé par Vicq d'Azyr ne fut pas adopté par l'Assemblée Constituante. La Législative (en 1792) puis la Constituante (en 1793) abolirent par décrets les Universités, les Facultés, les Sociétés savantes et Académies (des Sciences, de chirurgie et de médecine). Le 14 Frimaire an III (4 décembre 1794) le chimiste Antoine Fourcroy (1746-1828), conventionnel ami de Vicq d'Azyr, fit créer par décret, trois *Écoles de Santé*, réunissant tous les enseignements des professions de santé, à Paris, Montpellier et Strasbourg.

La Restauration de Louis XVIII rétablit, en 1820, les Universités, Facultés et Académies.

De quoi s'agit-il en définitive dans cette histoire ? Il s'agit "de la définition d'un statut politique de la médecine, et de la constitution, à l'échelle de l'état, d'une conscience médicale chargée d'une tâche constante d'information, de contrôle et de contrainte [...].[38]"

10.5. La Médecine des organes

Jean baptiste Morgagni (1682-1771), médecin italien, est considéré comme l'un des précurseurs de l'anatomie pathologique. Il étudia la médecine à l'Université de Bologne et participa, dès dix-sept ans, aux recherches anatomiques menées dans l'Institut des Sciences de Bologne (*Academia dei Inquieti*). En 1701 il obtient son Doctorat de Médecine et devient l'assistant du professeur d'anatomie Antonio Maria Valsava (1888-1723). Ce dernier avait lui-même été formé par Marcello Malpighi (1628-1694), fondateur de l'anatomie microscopique. Médecin, Morgagni exerce dans les trois hôpitaux de Bologne et put ainsi se livrer à de nombreuses dissections de cadavres. Il aimait répéter cet aphorisme de William Harvey (1578-1657) : " L'examen du cadavre d'un seul

[38] M. Foucault, *Naissance de la clinique*, opus cité, p.26.

homme mort à la suite d'une maladie chronique est plus utile à la médecine que la dissection de dix pendus."

En 1761, âgé de 79 ans, Morgagni publie à Venise son chef-d'œuvre : *De sedibus et causis morborum per anatomem indignatis ("Recherches anatomiques sur les causes et les sièges des maladies")*, originellement sans illustration, traduit et réédité plusieurs fois en français (1765), en anglais et en allemand. Il s'agit d'un compte-rendu de plus de 60 ans de travaux d'anatomie, réalisés à partir de 700 autopsies, mises en rapport avec les données cliniques observées sur les malades encore vivants. Morgagni apporte ainsi beaucoup d'informations sur la maladie de Crohn (inflammation chronique de l'intestin), l'hépatocarcinome, la cirrhose du foie, la lithiase biliaire, la gonorrhée ou blennorragie, la syphilis, etc.

Morgagni apparaît ainsi comme un précurseur de la méthode anatomoclinique en médecine : étude des états pathologiques fondée sur l'altération des organes.

Pierre Joseph Desault (1744-1795) né à Vouhenans en Bourgogne, fils d'un meunier, fut passionné dès l'enfance par la chirurgie. Il apprit le métier de chirurgien à l'hôpital de Belfort, puis à Paris, sous la direction de Jean-Louis Petit (1674-1750), premier chirurgien du Roi Louis XV. En 1766, à vingt-deux ans, Desault ouvrit (en dehors de l'université) un enseignement public d'anatomie et de chirurgie, suivi par plus de 300 élèves. Son succès motiva l'hostilité des professeurs de la Faculté qui réussirent à lui interdire d'enseigner. Il continua néanmoins sous un faux nom.

Grâce à l'appui d'un chirurgien célèbre, Antoine Louis (1723-1792), il fut finalement nommé chirurgien à l'Hôpital de la Charité à Paris en 1782, puis chirurgien à l'Hôtel-Dieu de Paris en 1785. Il devint aussi membre de l'Académie Royale de Chirurgie.

Pendant la terreur, Chaumette, procureur de la Commune de Paris, l'accusa d'avoir refusé ses soins aux blessés de la journée du 10 août 1792 (pendant laquelle le peuple de Paris s'empara du château des Tuileries). De nombreux blessés, en effet, avaient été conduits à l'Hôtel-Dieu où Desault leur accorda tous les soins nécessaires. L'accusation de Chaumette était fausse mais Desault fut néanmoins arrêté et incarcéré. Il fut rapidement libéré grâce à l'intervention du chimiste Antoine Fourcroy, membre de la Convention.

En 1794, Desault obtint la chaire de clinique externe à l'École de Santé de Paris, récemment créée.

Atteint d'une "fièvre cérébrale ataxique" qui le faisait délirer, il mourut dans les bras de ses élèves, en 1795. En 1798 parurent ses *Œuvres chirurgicales* posthumes, en deux volumes, publiés à Paris. Le premier volume est consacré aux *Maladies des parties dures ;* le second aux *Maladies des parties molles.* Les deux volumes ont été supervisés avant publication par Xavier Bichat.

Desault a peu écrit mais formé de nombreux élèves, parmi lesquels Xavier Bichat.

10.6. L'âge de Bichat

Après la grande période des nosographies (la grande période des signes et des symptômes permettant de classer les maladies), après la grande Révolution de 1789, surgit dans le ciel de la médecine une autre révolution : le regard du clinicien va quitter l'environnement et la surface du corps pour se diriger vers les cavités de l'organisme, l'épaisseur des organes, la texture des tissus. Xavier Bichat est le héros de cette révolution de la clinique : il ne se préoccupe plus de placer la maladie dans un tableau nosographique ; il recherche l'origine de la maladie en explorant la profondeur du corps. Quel est l'organe, quel est le tissu altéré, dans le cas de telle ou telle maladie ? Voilà ce que doit trouver le clinicien pour avancer.

"Vous auriez pendant vingt ans, s'écrie Bichat, pris du matin au soir des notes au lit des malades sur les affections du cœur, des poumons, du viscère gastrique, que tout ne sera pour vous que confusion dans les symptômes qui, ne se ralliant à rien, vous offriront une suite de phénomènes incohérents. Ouvrez quelques cadavres : vous verrez aussitôt disparaître l'obscurité que la seule observation n'avait pu dissiper.[39]"

Le philosophe Michel Foucault a su cerner de façon très judicieuse les caractères de la révolution médicale réalisée par Bichat. "L'expérience clinique s'arme, dit Foucault, pour explorer un nouvel espace : l'espace tangible du corps, qui est en même temps cette masse opaque où se cachent des secrets, d'invisibles lésions et le mystère même des origines. Et la médecine des symptômes, peu à peu, entrera en régression pour se dissiper devant celle des organes, du foyer et des causes, devant une clinique tout entière ordonnée à l'anatomie pathologique. C'est l'âge de Bichat.[40]"

---

[39] X. Bichat, *Anatomie générale appliquée à la physiologie et à la médecine*, Brosson, Gabon, Paris, 1801, 4 volumes, Avant-propos p. XCIX.
[40] Michel Foucault, *Naissance de la clinique*, opus cité, p.123.

CHAPITRE 2

Xavier Bichat meurt à trente-et-un ans

C'est à Thoirette, dans le Jura, que naquit, le 14 novembre 1771, Marie François Xavier Bichat. Thoirette est un petit village de pêcheurs et de cultivateurs, situé sur les bords de l'Ain et entouré de montagnes boisées.

1. Petite enfance

Le père de Xavier, Jean-Baptiste Bichat exerçait la médecine à Poncin, petite ville distante d'une trentaine de kilomètres de Thoirette. Il avait obtenu, en 1769, son double doctorat, de médecine et de chirurgie, à la Faculté de Médecine de Montpellier, la plus célèbre et la plus ancienne Faculté de Médecine de France au XVIIIe siècle. Il avait étudié sous la direction de maîtres renommés : notamment Paul Joseph Barthez [1734-1806] (tenant du vitalisme) et François Boissier de Sauvages (1706-1767), fondateur de la méthode nosologique. À Poncin, Jean-Baptiste Bichat avait repris le cabinet de son oncle, Joseph Bichat, décédé en 1769.

En 1770, Jean-Baptiste Bichat avait épousé sa cousine germaine, Jeanne Rose Bichat, après avoir reçu l'autorisation du Pape pour ce mariage entre époux consanguins. À cause de cette consanguinité, Mme Bichat, tombée rapidement enceinte, redouta, pendant toute sa grossesse, de mettre au monde un enfant malformé. Sa mère étant décédée, elle décida d'accoucher à Thoirette, dans la maison de ses beaux-parents. L'enfant, né le 14 novembre 1771, était parfaitement normal ; deux jours après sa naissance il fut baptisé : son parrain était son grand-père maternel François Bichat, et sa marraine, sa tante Barbe Bichat. La famille de Bichat, ses parents et grands-parents, étaient très pieux. Néanmoins le père de Xavier Bichat, Jean-Baptiste, était grand admirateur de Jean-Jacques Rousseau et conformément aux préceptes de l'*Émile*, il veilla à la bonne éducation physique de son fils, le plongeant dans les torrents ou lui faisant gravir des sentiers escarpés.

Xavier Bichat fut un enfant très précoce. À cinq ans, il savait déjà lire. Il suivit ensuite un enseignement primaire (grammaire, arithmétique, histoire naturelle, chant) à l'école élémentaire de Poncin. À six ans, le jeune Xavier faillit mourir de la variole ; son visage en resta, toute sa vie, grêlé par les cicatrices des boutons de pus dus à la maladie. Il est curieux, à ce propos, que son père, pourtant médecin, renonça à pratiquer sur son fils "l'inoculation" de la suspension de croûtes de pustules de vaches malades (le "cow-pox" des anglais) qui immunisait contre la variole ; cette "inoculation" (véritable ancêtre de la vaccination) devenait une pratique courante au XVIIIe siècle.

2. Éducation d'un jeune savant

À dix ans le jeune Xavier Bichat fut mis en pension au Collège de Nantua, tenu par les Pères Joséphistes, renommés pour leurs sévères méthodes d'éducation : dortoirs non chauffés, levers à cinq heures, maigres repas, longues heures d'études. On étudiait en classe la rhétorique, l'histoire ancienne, l'histoire religieuse, la géographie de la France ; on faisait des compositions latines [versions et thèmes], un peu d'histoire naturelle, on étudiait le chant grégorien. Les élèves recevaient aussi les leçons d'un maître d'armes et d'un maître de danse. Bichat se fit remarquer par sa grande facilité au travail : il obtint presque tous les prix dans toutes les classes. En 1789, lorsqu'éclate la Révolution, les pères Joséphistes de Nantua accueillirent avec assez d'enthousiasme les nouvelles idées démocratiques, ce qui déplut aux parents du jeune Xavier. Ils décidèrent donc de l'envoyer préparer son année de philosophie au Séminaire Saint-Irénée de Lyon. Le régime des études était également très sévère au Séminaire ; outre la philosophie et la théologie, on y étudiait aussi les mathématiques, la physique, la chimie et l'histoire naturelle. Saint-Irénée était le seul établissement de France où l'on pouvait "faire sa philosophie" en dix mois, moyennant dix heures de cours par jour. Dans ces cours, on s'initiait aux œuvres de Descartes, Newton et Condillac. Bichat appréciait particulièrement les cours de philosophie et de théologie ; cependant les prêtres enseignant à Saint-Irénée, ayant refusé pour la plupart de prêter le serment de fidélité à la Constitution civile du Clergé, des chahuts monstres se succédèrent dans tous les cours et le Séminaire fut finalement fermé en 1791, par décision de la municipalité[41].

3. Études médicales

Le père de Xavier conseilla alors au jeune homme d'entreprendre des études de médecine à L'Hôtel-Dieu de Lyon. Le jeune adolescent avait déjà manifesté du goût pour la profession médicale. Pendant toutes les vacances

[41] N. Dobo, *Bichat, la vie fulgurante d'un génie*, Perrin, Paris, 1989, 364 pages.

scolaires, lors de ses études au Collège de Nantua, âgé de dix-quinze ans, il accompagnait volontiers son père médecin dans ses visites chez les malades. Il suivait avec attention ses explications et prenait ainsi ses premières leçons d'anatomie, discipline qui l'intéressait particulièrement. Ce fut au point que souvent, il se levait la nuit, et muni d'un lance-pierres il rôdait pour tuer des chats, qu'il pouvait enduite disséquer.

En 1791, à vingt ans, Xavier Bichat entreprend donc des études de médecine et de chirurgie, à l'Hôtel-Dieu de Lyon, sous la direction de Marc-Antoine Petit (1766-1811). Ce praticien renommé, chirurgien-chef de l'Hôtel-Dieu de Lyon, avait été formé à Paris par le grand maître Pierre Joseph Desault que Bichat rejoindra par la suite. On doit deux ouvrages assez remarquables à Marc Antoine Petit : un *Discours sur la Douleur* (1798) et un *Essai sur la médecine du cœur* (1806). Dans son *Discours sur la douleur* il énumère plusieurs moyens de lutter contre la souffrance : opium, glace, etc. et il recommande l'empathie du médecin envers son patient.

Au temps où Bichat fut élève à l'Hôtel-Dieu, tout le personnel, professeurs, assistants et la trentaine d'élèves étaient tenus d'y habiter. Bichat se lia d'amitié avec le professeur d'anatomie, Jean Vincent Cartier (1765-1839). En 1792, Bichat fut incorporé dans la garde nationale lyonnaise et les activités de police auxquelles il dut se livrer, dans une ville en rébellion, devenue la proie d'émeutiers sanguinaires (montagnards menés par Chalier contre autonomistes modérés qui finiront par triompher), ces activités de police lui déplaisaient beaucoup. On créa à Lyon, à cette époque, des hôpitaux militaires pour accueillir les blessés de l'Armée des Alpes. Le 15 novembre 1792, Xavier Bichat dut prendre un service de chirurgien surnuméraire à l'Hôpital Saint-Irénée. Il exerça son métier de Chirurgien dans cet hôpital, opérant seul pour la première fois. Mais la loi l'obligeait à rejoindre l'armée pour combattre pour la patrie en Révolution. Après diverses péripéties, notamment une brève arrestation à Poncin, lors d'une visite à son père, il rejoint le 1er septembre 1793 l'Hospice d'Humanité de Bourg-en-Bresse comme chirurgien militaire. L'hôpital, bien équipé, disposait de 150 lits. Mais les religieuses qui servaient comme infirmières furent expulsées de l'hôpital. Une grande disette en vivres et en médicament rendait le fonctionnement très difficile.

Pour des raisons qui n'ont pas été éclaircies, le Ier ventôse de l'an II (1793), le directeur de l'hôpital, Claude Buget (1738-1800), convoque Bichat et lui apprend qu'il est mis en congé. Après un bref séjour chez ses parents à Poncin, Bichat prend la diligence pour Paris, où il arrive le 12 messidor an II (30 juin 1794).

4. Les leçons de Desault à l'Hôtel-Dieu de Paris

Xavier Bichat est hébergé dans la famille de son cousin Régis Buisson dont le père était libraire à Paris, rue de Hautefeuille. Régis était médecin et travaillait à l'Hôtel-Dieu. C'est lui qui présenta Bichat au chirurgien-chef de l'hôpital : Pierre Joseph Desault, dont nous reparlerons ci-dessous plus longuement. Régis prévint son cousin que le régime du travail sous la direction du professeur Desault était très strict : il n'y avait aucun répit de six heures du matin à huit heures du soir. La journée se passait en consultations, leçons d'anatomie et de clinique, visites, interrogations des malades, commentaires et diagnostics, contre-visites du professeur, opérations et leçons de médecine opératoires, autopsies, dissections. Bichat avait connu le même régime à l'Hôtel-Dieu de Lyon, sous la direction de Marc Antoine Petit, élève de Desault. En 1794, L'Hôtel-Dieu de Paris était un bâtiment de quatre étages, passablement laid. L'afflux des malades était considérable ; vivres et médicaments étaient insuffisants, l'hygiène des salles était déplorable (murs saturés de salpêtre, aération insuffisante, etc.). À l'arrivée de Bichat, l'hôpital disposait de 1624 lits pour environ 4000 malades[42]. Desault était entouré de beaucoup d'élèves provenant des provinces de France, mais aussi d'Allemagne, de Bohême, d'Angleterre, d'Italie... tant était grande la réputation du maître.

En 1794, l'École de Santé de Paris, créée par la Convention, rassemblait des maîtres de grande réputation scientifique ; Fourcroy pour la chimie, Pinel et Corvisart pour la médecine, Desault pour la chirurgie, etc. L'Hôtel-Dieu servait de centre d'application hospitalo-universitaire. Xavier Bichat fut donc présenté à Desault un jour de juillet 1794. Il fut accepté comme élève-chirurgien et suivit dès lors son enseignement. Tour à tour, chaque élève de Desault devait résumer le matin les leçons faites la veille par le professeur : quand le tour de Bichat arriva, il eut à résumer une leçon sur le diagnostic et le traitement des fractures de la clavicule. Son exposé, très brillant, séduisit Desault qui lui proposa un poste de chirurgien surnuméraire dans son propre service. Il lui proposa même de l'héberger chez lui, à l'Enclos de Raison, à deux pas de l'hôpital. Dès lors, Bichat pouvait passer de longues heures à l'hôpital et rentrer le soir dans la famille du maître avec qui il poursuivait, bien sûr, les discussions scientifiques.

À la table de Desault, Bichat fit ample connaissance avec ses confrères éminents : Pinel, Cabanis, Corvisart. Par ailleurs, il devint véritablement le bras droit de Desault, partageant avec son maître les travaux d'anatomie, la préparation des leçons, des conférences, la

---

[42] A. Pecker, *La médecine à Paris du XIIIe au XXe siècle*, Hervas, Paris, 1984, 395 pages.

rédaction des notes, la reprise du *Journal de chirurgie* qui avait été interrompu pendant la Terreur. Mais comme nous l'avons indiqué précédemment, Pierre Joseph Desault mourut précocement, à 51 ans, en 1795. Très peiné, Bichat, aidé de Marguerite Desault, l'épouse de son défunt maître, continua, d'une part, la publication du *Journal de Chirurgie*, et s'occupa très consciencieusement, d'autre part, de la publication des *Œuvres chirurgicales de Desault*, parues en deux volumes, à Paris, chez Gabon, en 1796 (an VI) et 1798. Nous reparlerons plus longuement de ces ouvrages en analysant les publications de Bichat.

Le successeur de Desault à l'Hôtel-Dieu fut Jean Philippe Pelletan (1747-1829), ancien médecin de Marat (c'est lui qui fut appelé au chevet du révolutionnaire, après son assassinat par Charlotte Corday). C'était un beau-parleur mais un médiocre chirurgien ; il prit comme premier adjoint Guillaume Dupuytren (1777-1835) : ce dernier était aussi vaniteux que Pelletan, et Bichat ne put s'entendre ni avec l'un ni avec l'autre. Dupuytren, médecin de Charles X, succéda à Pelletan, en 1815, comme chirurgien-chef de l'Hôtel-Dieu. Dans ces circonstances, Bichat se tourna vers de nouvelles activités.

5. Bichat professeur d'anatomie

Sur les conseils de Corvisart, Xavier Bichat ouvrit en 1796 un cours privé d'anatomie, destiné à conforter la formation des nombreux étudiants en médecine de l'École de Santé de Paris. Bichat avait choisi un local assez petit car il attendait seulement un faible nombre d'élèves, une quarantaine environ. Mais il fut très vite débordé par le succès de son enseignement : il dut accueillir 300 élèves ! Parmi ceux-ci, plusieurs devinrent célèbres par la suite : Roux, Broussais, Laennec, Dupuytren, etc. Bichat dut acquérir, en 1798, un plus grand local (dans le quartier

Mouffetard) pour accueillir son enseignement et ses dissections de cadavres en présence des élèves. Cela se fit non sans éprouver la jalousie de ses confrères de l'École de Santé de Paris. Pour alimenter en cadavres ses cours de dissection ou d'opérations, Bichat, aidé de quelques amis, n'hésitait pas à dérober des cadavres dans deux cimetières de Paris (cimetières Sainte-Catherine et Saint-Roch). Le 9 vendémiaire de l'an VII (30 septembre 1798) le Directoire assainit la situation en prenant un Décret organisant l'enseignement de l'anatomie et en fournissant des cadavres aux professeurs de dissection.

Bichat, toujours débordant d'enthousiasme, avait décidé de créer, en 1796, avec l'aide de ses amis : Dominique Larrey, chirurgien militaire, Gaspard Laurent Bayle, médecin à l'Hôpital de la Charité, Hyacinthe Laennec, inventeur du stéthoscope, Philippe Pinel, médecin aliéniste, Nicolas Corvisart, professeur de médecine à l'École de Santé et Antoine Fourcroy, éminent chimiste et député, une *Société médicale d'Émulation* à laquelle il consacra une large part de ses activités. Les statuts, rédigés en grande partie par Bichat lui-même, pour la fondation de cette Société d'Émulation, comportaient, entre autres, les articles suivants :

> Article VI - L'observation étant la première base des Sciences naturelles, chaque membre s'engage à recueillir et à fournir à la Société tous les faits intéressants qui s'offrent à ses recherches.
>
> Article VII - À l'observation s'unit l'expérience, de là une seconde branche de travail renfermant les expériences anciennes à répéter et les nouvelles à entreprendre.
>
> Article VIII - De l'observation et l'expérience naissent dans l'état de guérir [la profession de médecin] les bases du raisonnement. Ici se présente une troisième partie des travaux de la Société : mémoires, dissertations, etc. lus par les membres ou envoyés par les correspondants.

Les réunions de la Société se tinrent régulièrement et furent très suivies, notamment par de nombreux correspondants étrangers. (Notons que la Société Royale de Médecine avait été dissoute en 1793 et que l'Académie Nationale de Médecine ne fut créée qu'en 1820). Dans son *Discours d'ouverture*, Bichat soulignait que les sciences fondamentales (Mathématiques, Physique, Chimie, Histoire Naturelle) ainsi que la Philosophie "sont pour nous des sciences essentielles parce que la Médecine en est tout ensemble le résultat et le complément."

Pendant cette période, Bichat déploya une activité considérable : enseignant, praticien à l'Hôtel-Dieu, animateur de la Société d'Émulation... Il lut également beaucoup : Haller, Boerhaave, Barthez notamment. Exténué il tomba malade pendant l'hiver 1796, présenta plusieurs crachements de sang, et son ami Pinel diagnostiqua une pneumonie. Sa guérison et sa convalescence prirent plusieurs mois.

Depuis son installation dans son nouveau local de la rue des Carmes, dans le quartier Mouffetard, Bichat avait limité son propre enseignement à la physiologie, cédant à Roux, Buisson et Husson, la charge d'enseigner l'anatomie. Dans ses cours, Bichat faisait régulièrement des expériences sur des animaux vivants pour illustrer les lois de la physiologie. Ce sont ces cours de physiologie qui conduiront Bichat à écrire son chef-d'œuvre : *Recherches physiologiques sur la vie et la mort* qui paraîtra en 1801. Le succès toujours grandissant des enseignements donnés par l'équipe de Bichat, entraîna la recherche d'un nouveau local, encore plus grand. Il fut trouvé dans la Tour de Pèlerins de Latran, tour d'une vieille forteresse en ruines, vide, située dans le cinquième arrondissement de Paris, près de la rue des Écoles, et attribuée depuis plusieurs siècles aux religieux de la Commanderie de Saint Jean de Jérusalem. Xavier Bichat enseigna plusieurs années dans cette tour que les Parisiens surnommèrent la Tour Bichat. La Tour fut démolie en 1854.

6. Les grands chefs-d'œuvre de Bichat

Pendant ces années 1796-1799 qui ont vu Bichat enseigner, opérer à L'Hôtel-Dieu, diriger la *Société d'Émulation*, surveiller la renaissance du *Journal de Chirurgie*, notre chirurgien écrivit toutes les nuits des notes sur ses propres activités opératoires : on lui doit des protocoles originaux sur la ligature des polypes, sur les opérations du crâne à l'aide d'un nouveau trépan conçu par lui-même, sur le bandage des fractures de la clavicule, etc. Ce qui retint le plus son attention, ce furent les opérations menées pour pallier les inflammations ou les déchirements des *membranes synoviales*. Ces membranes tapissent l'intérieur des capsules des articulations mobiles (telle celle du genou) [figure 7]. La membrane synoviale est entourée par la capsule articulaire cartilagineuse et des ligaments. Elle sécrète et contient un liquide (la synovie) qui lubrifie les cartilages et facilite le glissement des surfaces de l'articulation l'une sur l'autre. On peut traiter des épanchements de synovie. Lorsqu'une inflammation abîme beaucoup la membrane synoviale (en cas de polyarthrite articulaire, par exemple) une opération peut permettre l'ablation de cette membrane.

Figure 7. Articulation contenant une membrane synoviale

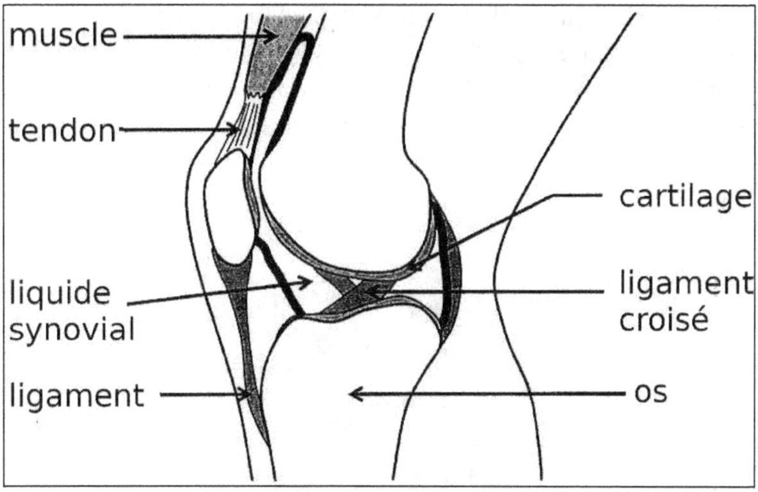

Les opérations des synoviales entraînèrent Bichat à réfléchir sur les propriétés des membranes en général : c'est là l'origine de son premier chef-d'œuvre, le *Traité des membranes* de décembre 1799. Nous reparlerons longuement de cet ouvrage magistral qui correspond en fait à la création de l'histologie.

La rédaction des chefs-d'œuvre de Bichat continue avec la publication, en 1801, des *Recherches physiologiques sur la vie et la mort.* Cette fois-ci c'est toute la physiologie qui se trouve refondée par l'ouvrage de Bichat. L'ouvrage reçut un accueil triomphal de la part des milieux scientifiques. L'ouvrage, que nous analyserons plus loin en détail s'ouvre par la définition fameuse ; "*La vie est l'ensemble des fonctions qui résistent à la mort.*" Les grands succès éditoriaux de Bichat lui donnèrent, aux yeux des commissions de spécialistes, l'équivalent d'un Doctorat de médecine : il est donc nommé en 1801 Professeur de médecine à l'École de Santé de Paris, puis médecin au Grand Hospice d'Humanité, nouveau nom donné à L'Hôtel-Dieu par la

Révolution, en 1793. Sa nomination avait été appuyée par ses amis Chaptal (alors ministre de l'Intérieur du premier Consul Bonaparte) et par Fourcroy (préfet de la Seine). Le jeune savant (figure 8) avait, dès cette époque, tourné le dos à la chirurgie pour se consacrer totalement à la physiologie et à la médecine.

Figure 8. Marie François Xavier Bichat

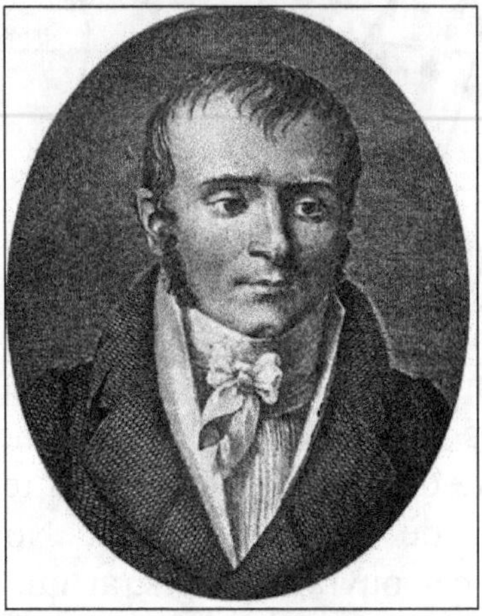

Bichat avait entrepris un troisième grand ouvrage : *L'Anatomie générale appliquée à la physiologie et à la médecine.* L'ouvrage parut en août 1801, Chez Brosson et Gabon à Paris : on peut considérer que ce livre marque un profond renouveau de l'anatomie pathologique. L'ouvrage eut encore un succès considérable : on compara Bichat (créateur de la nouvelle médecine) à Lavoisier (créateur de la nouvelle chimie). Bichat poursuivait son œuvre rénovatrice par la préparation d'un *Traité d'anatomie descriptive* dont il n'eut le temps que d'écrire les deux premiers volumes. La mort interrompit son travail. Ce sont ses amis Roux et Buisson qui achevèrent le *Traité* en ajoutant les trois derniers volumes. Le *Traité* parut finalement dans les années 1801-1803.

7. Mort de Bichat

L'après-midi du 19 messidor an X (7 juillet 1802), Xavier Bichat désirait quitter l'Hôtel-Dieu pour aller faire son cours dans son amphithéâtre de la Tour de Latran. En traversant la cour de l'hôpital, il eut un malaise, perdit connaissance et tomba sur les marches d'un escalier de la cour. Lorsqu'il eut repris connaissance, ses collègues et les infirmières qui étaient accourus le transportèrent chez lui. Après une mauvaise nuit, il repartit le lendemain matin pour l'Hôtel-Dieu, mais il eut un second malaise et se fit une plaie à la tête. On le ramena chez lui ; sa céphalée s'aggrava et il eut de la fièvre. Pinel et Corvisart, appelés à son chevet, ne purent le tirer du coma où il était plongé. Il rendit l'âme le 3 thermidor (22 juillet 1802), vers quatre heures du matin. Il avait trente-et-un ans. L'autopsie révéla que Bichat était mort des suites d'une méningite tuberculeuse. En effet, Bichat avait eu, au cours de ses dernières années, plusieurs hémoptysies assez sérieuses.

Les obsèques eurent lieu le lendemain à la cathédrale Notre-Dame. Un cortège considérable accompagna la dépouille de Bichat au Cimetière Sainte-Catherine. Comme la municipalité de Paris avait décidé de supprimer ce vieux cimetière, une nouvelle cérémonie religieuse se tint à Notre-Dame le 16 novembre 1845, et le catafalque de Bichat fut accompagné en grande pompe au Cimetière de l'Est, aujourd'hui Cimetière du Père-Lachaise. La tombe de Bichat, qu'on peut encore voir aujourd'hui, est un monument assez modeste (figure 9) placé au bout d'un petit chemin de terre, sinuant entre les tombes, le Chemin Bichat. Auparavant, en 1837, le sculpteur David d'Angers avait réalisé la belle statue de Bichat qui figure dans la cour de la Faculté de Médecine de Paris (figure 10) et placé sa silhouette sur le fronton du Panthéon.

Figure 9.Tombe de Bichat au Père-Lachaise

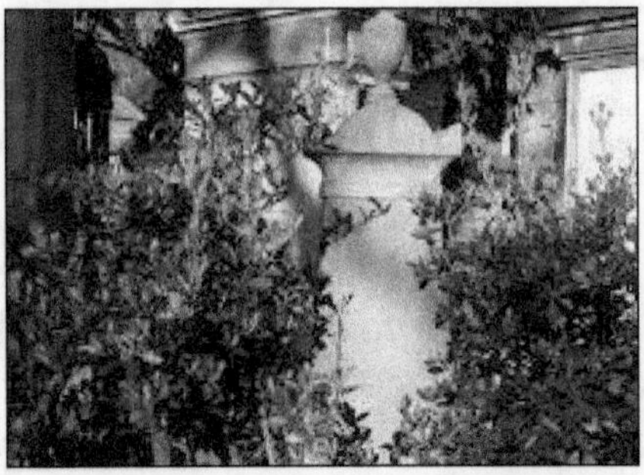

Figure 10. Statue de Bichat à la Faculté de médecine

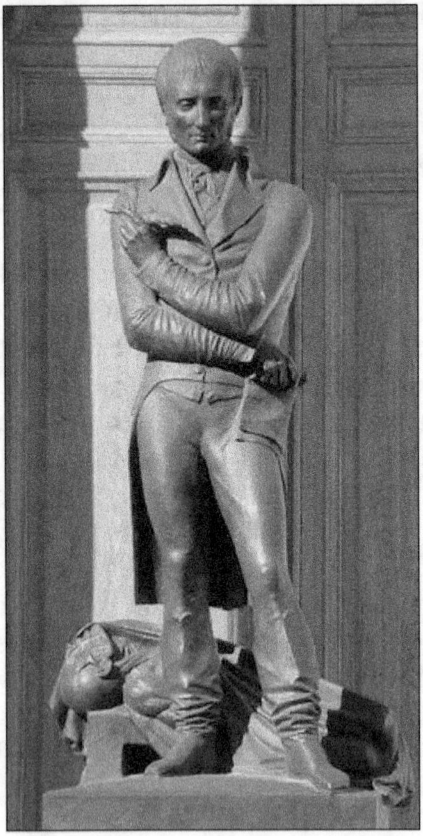

CHAPITRE 3

Bichat publie les *Œuvres chirurgicales* de Desault

Comme nous l'avons vu précédemment, après la mort de Pierre Joseph Desault en 1795, son élève Xavier Bichat eut à cœur de publier les *Œuvres chirurgicales* de son maître qui étaient restées inachevées. Il publia donc, en 1798, chez Mequignon, Devillers et Deroi, à Paris, deux volumes : le premier consacré aux "parties dures", le second aux "parties molles". Ces volumes sont, nous dit Bichat en sous-titre de l'ouvrage, un "tableau de la doctrine et de la pratique de Desault dans le traitement des maladies externes ou internes". Ces *Œuvres chirurgicales* sont dédicacées – et ce n'est pas anodin – à Jean Nicolas Corvisart, Professeur de médecine au Collège de France, à l'École de Santé de Paris, et Médecin à l'Hôpital de la Charité de Paris. On sait que Corvisart, futur médecin personnel de Napoléon, était un grand ami de Xavier Bichat.

Les deux volumes des *Œuvres chirurgicales de Desault* sont précédés par un *Discours préliminaire* de Xavier Bichat qui se révèle très intéressant. En voici quelques extraits :

> « [...] Desault eut tout en partage ; il eut de grands théâtres pour déployer de grands talents, des champs fertiles pour

semer ses découvertes, et chaque année l'enthousiasme de quatre cents élèves pour les publier.

Le *Journal de Chirurgie* [dont Desault était l'éditeur] remplace avantageusement un cours complet d'opérations et de maladies des os. [...] Il suffit d'ajouter à ce qui est écrit, ce qui ne l'est pas encore [...].

Le présent traité présentera donc ce qui distinguait la pratique de Desault dans les plaies de la tête, l'amputation, la fistule lacrymale, l'anévrisme, la taille d'Hankins [pour éliminer les calculs dans la vessie], la luxation de la clavicule de l'avant-bras, les fractures de la rotule, de l'omoplate, des condyles de l'humérus, etc. (p. i-viij) »

Xavier Bichat s'est servi, pour publier cet ouvrage, de la riche et complète collection des observations manuscrites de Desault dont il était dépositaire. Après ce *Discours préliminaire*, Xavier Bichat joint un *Essai sur Desault et sur les progrès que lui doit la Chirurgie* qui est une sorte de biographie développée sur 40 pages, où sont exposées en détail les innovations que Desault apporta à la chirurgie. Cette introduction est valable pour les deux volumes des *Œuvres chirurgicales*.

« Depuis le début de ce siècle, écrit-il, la chirurgie française a laissé loin d'elle celle des autres peuples (p. 3) [...] La nature lui parut [à P.J. Desault] aussi belle sous les dehors repoussants qui la montrent aux médecins [lors de la dissection anatomique des cadavres] que sous les couleurs attirantes qui la peignent aux botanistes. [...] Il [Desault] aimait méditer sur les débris de la mort artistiquement séparés, l'édifice si sagement combiné de la vie (p. 7).

« Livré à lui-même, il vit que pour bien savoir, il faut, pour ainsi dire, découvrir ; et que l'image est plus durable lorsqu'elle n'a point emprunté de couleurs étrangères. Il dut à ce principe la perfection de ses connaissances anatomiques ; et lorsque dans la suite, les élèves se pressaient à ses cours, c'était toujours la première leçon qu'ils y recevaient. (p. 8). »

Cet attachement à la découverte de l'anatomie par la dissection des cadavres passa de Desault à Bichat. On se souvient de sa fameuse interpellation : "Ouvrez quelques cadavres ! ..." Pour Bichat, Desault est le créateur de *l'anatomie chirurgicale* ; nous dirions plutôt aujourd'hui de *l'anatomie pathologique*.

« L'étude des lois de la nature, n'est pour nous [les chirurgiens] qu'une introduction à celle de leurs dérangements. Desault ne les sépara jamais : l'histoire [=la description] de chaque organe se terminait [toujours] par celle des changements qu'il éprouve dans les diverses affections, des rapports nouveaux qu'il prend alors avec les parties environnantes ; de l'influence qu'il reçoit ou qu'il exerce sur elles. (p. 12) »

Bichat place en conclusion de son *Essai sur Desault* (mort à 57 ans) ces vers que l'on peut trouver prémonitoires pour lui-même, mort à 31 ans :

"*Il vécut assez pour sa gloire,*

Et trop peu pour l'humanité."

Le deuxième tome des *Œuvres chirurgicales de Desault*, entièrement rédigé par Bichat à partir des notes manuscrites laissées par le grand chirurgien de l'Hôtel-Dieu, est consacré aux "maladies des parties molles" : plaies de la tête, commotions du cerveau, becs de lièvres, bronchotomies, hernies, fistules anales, ulcères, amputations, etc. Quelques planches gravées présentent les instruments chirurgicaux utilisés (figure 11).

Figure 11. Instruments chirurgicaux utilisés par Desault

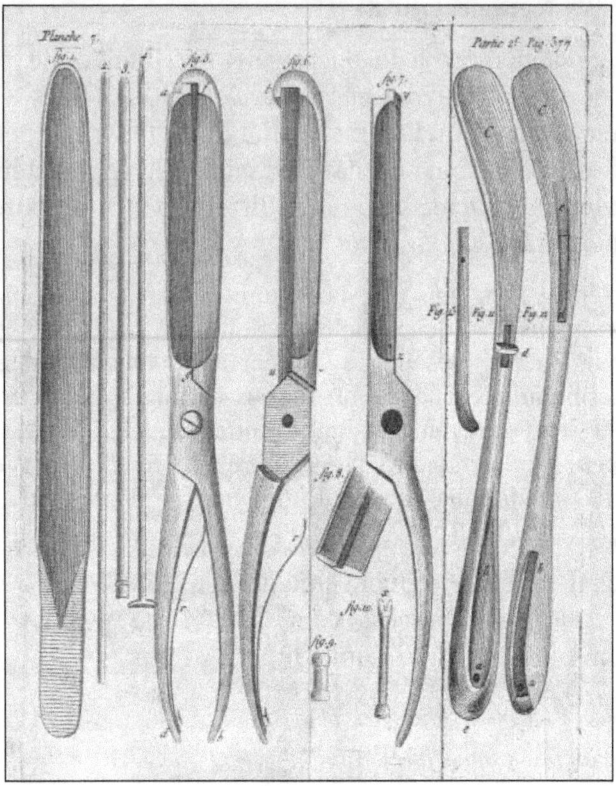

« Dans le cas des amputations d'un membre, il faut qu'une sage lenteur préside [à l'opération]. L'amputation est une mesure extrême [...] et les succès qu'on obtient, toujours achetés à un prix terrible, nous imposent la loi de ne les tenter que lorsque tout autre secours a été épuisé ; l'art est ici presque toujours meurtrier, quand il veut trop tôt devenir salutaire. Ce fut la maxime constante de Desault » (p. 477).

CHAPITRE 4

Le Traité des membranes

Les nombreuses opérations que Bichat avait menées sur les maladies des membranes synoviales l'ont incité à rédiger (sur les conseils de Pinel) son premier grand chef-d'œuvre : *Le Traité des membranes en général et de diverses membranes en particulier* (figure 12). Ce Traité parut en frimaire an VIII (décembre 1799) chez Richard, 11 rue Hautefeuille. Cette première œuvre est dédiée par Xavier Bichat à son père, Jean-Baptiste Bichat, médecin à Poncin. Le succès du livre fut considérable. "On n'avait rien vu, depuis le *Traité des glandes* (1751) de Théophile de Bordeu, qui put être comparé à cet ouvrage et l'admiration qu'il inspira à ses confrères ainsi qu'à ses élèves, pénétra jusqu'à L'Institut National de Médecine.[43]"

Dans la préface du Livre, rédigée à l'occasion d'une réédition, Maurice Husson écrit :

> "C'est dans son *Traité des Membranes* que l'on trouve le premier jet de toutes les vérités que, par la suite, il [X. Bichat] a développées dans ses *Recherches physiologiques sur la vie et la mort*, ainsi que dans son *Anatomie générale* ; c'est dans cet ouvrage qu'existent essentiellement les premières traces de la méthode qu'il suivit dans tous les autres..."

---

[43] N. Dobo, *Bichat, la vie fulgurante d'un génie*, opus cité, p. 259

Bichat commence par proposer une *classification des membranes* ; il nous donne (p. 5) l'idée-guide de son classement : « Ce n'est que sur l'identité simultanée de la conformation extérieure, de la structure, des propriétés vitales et des fonctions, que doit être fondée l'attribution de deux membranes à la même classe. » Remarquons qu'avant cette publication de Bichat, on ne distinguait généralement pas la membrane de l'organe auquel elle était liée : la plèvre du poumon, le péricarde du cœur, les méninges du cerveau, etc.

Figure 12. Page de titre du *Traité des membranes*,
réédité en 1829 par Magendie

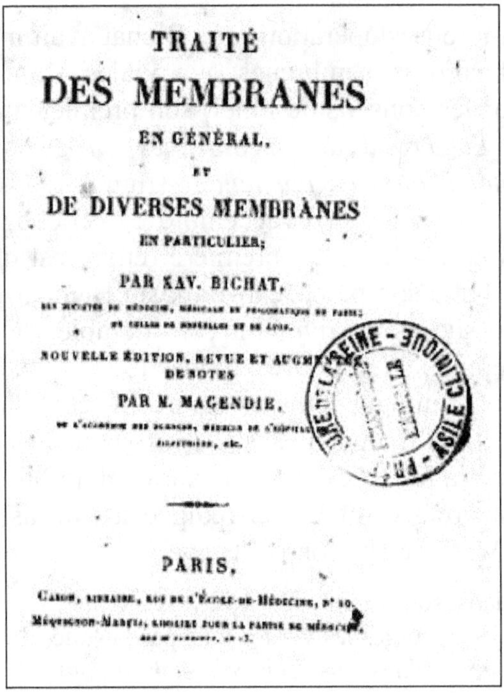

TRAITÉ
DES MEMBRANES
EN GÉNÉRAL,
ET
DE DIVERSES MEMBRANES
EN PARTICULIER;
PAR XAV. BICHAT,
[illegible]
NOUVELLE ÉDITION, REVUE ET AUGMENTÉE DE NOTES
PAR M. MAGENDIE,
[illegible]
PARIS,
Caron, libraire, rue de l'École-de-Médecine, n° 10.
Méquignon-Marvis, libraire pour la partie de médecine, [illegible]

Bichat commence par distinguer les *membranes simples* des *membranes composées*.

« J'appelle *membranes simples* celles dont l'existence isolée ne se lie que par des rapports indirects d'organisation avec les parties voisines ; une *membrane composée* est celle qui résulte de l'assemblage de deux ou trois des précédentes, et qui en unit les caractères souvent très différents » (p. 6).

On dénombre ainsi trois classes de *membranes simples* :

1) les *membranes muqueuses*, humectées habituellement par un fluide sur leur surface libre. Elles revêtent l'intérieur de tous les organes creux : vessie, utérus, fosses nasales, conduits excréteurs, bouche, œsophage, estomac, intestins...

2) les *membranes séreuses* lubrifiées continuellement par un fluide lymphatique séparé du sang : péricarde, plèvre, péritoine, tunique vaginale, arachnoïde, membranes synoviales...

« Il y a donc cette grande différence entre les membranes muqueuses et les séreuses, que le fluide qui lubrifie les unes [muqueuses] est fourni par sécrétion tandis que celui qui lubrifie les autres [séreuses] l'est par exhalation » (p. 36).

3) les *membranes fibreuses* munies de fibres blanches analogues aux tendons, humectées par aucun fluide : périoste, dure-mère, sclérotique, aponévroses, tendons...

Il y a également, pour Bichat, trois classes de membranes composées : fibro-séreuses, séro-muqueuses, et fibro-muqueuses. Il ajoute les membranes qui se développent dans "l'état morbifique" en cas d'affections : membranes cicatricielles, kystes, etc.

Après cette classification, les chapitres suivants du *Traité des Membranes* sont consacrés aux présentations détaillées des diverses membranes de l'organisme, à leur devenir au cours des maladies, etc. Deux parties terminales, assez développées, sont consacrées l'une à l'arachnoïde du cerveau, l'autre aux diverses membranes synoviales. Nous n'abordons ci-dessous, très brièvement, que quelques points.

« Toute membrane muqueuse présente deux surfaces : l'une adhérente aux organes voisins ; l'autre, hérissée de villosités, toujours humide d'un fluide muqueux. [...] La surface adhérente correspond presque partout à des muscles (p. 14) [...] Dans le cas de la peau, les muscles peauciers de la couche profonde se contractent souvent, à la surface du visage par exemple. (p.15)

« On doit donc d'après l'observation et l'inspection, considérer la surface muqueuse en général, comme formée par deux grandes membranes successivement déployées sur plusieurs organes, n'ayant entre elles de communication que par la peau qui leur sert d'intermédiaire. (p. 14)

« La muqueuse de la peau est décrite ailleurs comme comportant trois couches superposées : un épiderme (parfois pileux), un corps muqueux nommé *chorion* par Bichat, et une couche papillaire à l'origine de la sensibilité nerveuse (p. 30.) »

Il faut bien l'avouer : les descriptions détaillées des diverses membranes sont confuses et souvent inexactes, ce que ne manquera pas de souligner Magendie dans les volumes qu'il a réédités en 1829. Il manque deux outils essentiels à Xavier Bichat dans ce premier ouvrage : l'un conceptuel : la "théorie cellulaire" qui ne sera formulée qu'en 1835. Sans la prise en considération des cellules, les descriptions des structures membranaires sont obligatoirement confuses et souvent inexactes. Le deuxième outil est matériel : il s'agit du microscope, encore peu perfectionné au XVIIIe siècle, mais cependant déjà utilisé par Marcello Malpighi (1628-1694), Jan Swammerdam (1637-1680), Nehemiah Grew (1628-1712), etc. S'il avait utilisé un microscope, les observations de Bichat auraient été bien plus précises.

Grâce à de nombreuses expériences conduites par vivisection sur des animaux vivants, Bichat put décrire simultanément la structure et les fonctions de plusieurs membranes ; il put observer pour la première fois les vaisseaux et les nerfs qui les parcourent, ce qui lui permit de préciser leur sensibilité, leur irrigation sanguine, leurs affections principales... Il constata que de nombreuses inflammations peuvent atteindre une membrane tout en respectant l'organe sous-jacent.

Ce *Traité des Membranes* est bien le précurseur de *l'Anatomie générale* que Bichat va publier dès 1801, qui comportera l'étude des tissus, prolongeant l'étude des membranes, ce qui correspond à l'invention de *l'histologie*.

Une fois encore, c'est Michel Foucault qui nous donne la plus juste appréciation de l'apport de Bichat dans son traité : « la découverte majeure du Traité des membranes, systématisée ensuite dans l'Anatomie générale, c'est un principe de déchiffrement de l'espace corporel qui est à la fois intra-organique, interorganique et trans-organique.[44] »

Il nous semble utile de terminer ce chapitre en donnant quelques indications sur la description et la conception des membranes en biologie moléculaire contemporaine.

Voici d'abord une définition moderne des membranes[45] : une membrane est un ensemble de molécules délimitant la frontière d'un territoire particulier, dans une cellule ou autour de la cellule. Cette frontière « vivante » fonctionne sur le plan structural comme séparateur de compartiments différents à l'intérieur de la cellule (ou bien en isolant la cellule elle-même du milieu environnant) et sur le plan métabolique pour dissocier les diverses activités biochimiques de la cellule. Cette compartimentation de la masse cellulaire introduite par les membranes est souple, variable, changeante avec le temps : plasticité, extension, invagination, coalescence, possibilité de fusion entre elles, sont des propriétés communes à toutes les biomembranes. Les membranes ont pour fonction essentielle de contrôler les flux transmembranaires d'échanges de substances : la perméabilité des membranes cellulaires, régie par des lois

---

[44] M. Foucault, *Naissance de la clinique*, opus cité, p.128.

[45] P. Mazliak, *Les modèles moléculaires des biomembranes*, Hermann, Paris, 1987.

très complexes, est leur propriété physiologique fondamentale. L'ensemble des molécules formant les membranes est un agrégat de lipides et de protéines liés par un grand nombre de liaisons physiques de faible énergie (non covalentes). Les molécules membranaires sont toujours arrangées de façon à ce qu'une zone hydrophobe centrale, formant le cœur de la membrane, soit entourée de part et d'autre par des zones plus hydrophiles au contact des fluides aqueux intra- ou extra-cytoplasmiques. La structure membranaire, épaisse d'environ 100 micromètres, fragile mais isolable expérimentalement, présente sur coupe ultrafine en microscopie électronique de transmission, une image tripartite en « rail de chemin de fer » : noire-claire-noire, ou un fond lisse parsemé de particules en microscopie après cryodécapage. (Figure 13)

Figure 13. Coupe ultra fine de membrane au microscope électronique (à gauche) et aspect d'une membrane au microscope électronique après cryodécapage

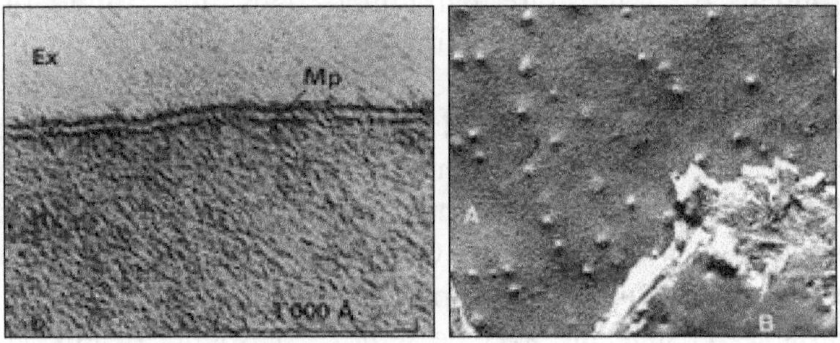

Aujourd'hui, les biologistes font correspondre toutes les structures membranaires au modèle moléculaire de Singer et Nicolson[46], proposé par ces auteurs en 1972 (Figure 14). Ce modèle moléculaire repose sur les analyses

[46] S.J. Singer, G.L.N. Nicolson, The fluid mosaic model of the structure of cell membranes, *Science*, 175, 720-731, 1972.

biochimiques et sur les données expérimentales fournies par l'ensemble des techniques énumérées précédemment.

Figure 14. Modèle moléculaire de membrane (Singer et Nicolson)

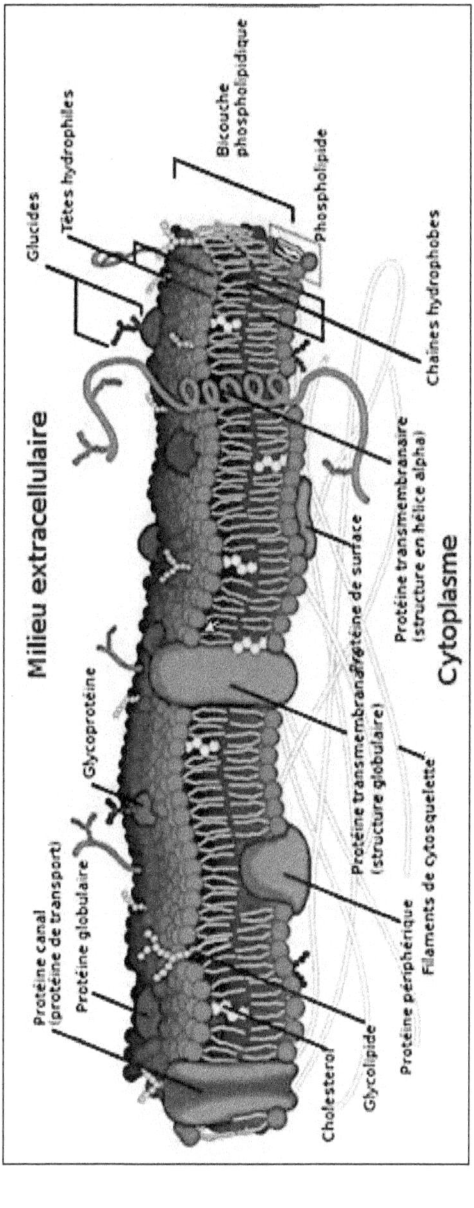

CHAPITRE 5

L'anatomie générale appliquée à la physiologie et à la médecine

Avant d'examiner, au chapitre suivant, le grand chef-d'œuvre de Bichat consacré à la physiologie, nous examinerons ci-dessous le *Traité d'anatomie générale* (figure 15), publié par Bichat, en quatre volumes, chez Brosson et Gabon, à Paris, en 1801 (An X), parce que ce traité prolonge directement le *Traité sur les membranes*.

Figure 15. Page-titre de *L'Anatomie générale* (tome premier)

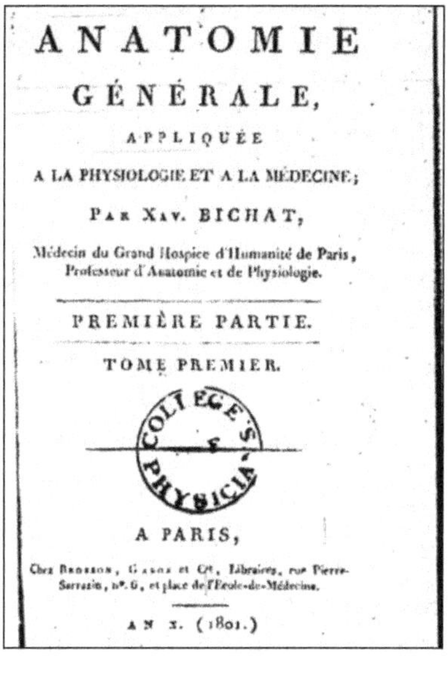

ANATOMIE
GÉNÉRALE,
APPLIQUÉE
A LA PHYSIOLOGIE ET A LA MÉDECINE;
PAR XAV. BICHAT,
Médecin du Grand Hospice d'Humanité de Paris,
Professeur d'Anatomie et de Physiologie.

PREMIÈRE PARTIE.

TOME PREMIER.

COLLEGE'S PHYSICIA

A PARIS,
Chez BROSSON, GABON et Cie, Libraires, rue Pierre-Sarrazin, n°. 6, et place de l'Ecole-de-Médecine.

AN X. (1801.)

Le succès de *l'Anatomie générale* fut immédiat et considérable ; il dépassa même celui remporté par les *Recherches physiologiques sur la vie et la mort*. On dit qu'il eut sur la médecine la même influence que les travaux de Lavoisier sur la chimie[47].

Bichat déclare, dans la Préface de l'ouvrage (Tome I), qu'il se propose de « considérer isolément et de présenter, avec tous leurs attributs, chacun des systèmes simples qui, par leurs combinaisons diverses, forment nos organes. [...] (p.V). Expériences sur les animaux vivants, essais avec divers réactifs sur les tissus organisés, dissections, ouvertures cadavériques, observations de l'homme en santé et en maladie ; voilà les sources où j'ai puisé ; ce sont celles de la Nature. » (p.VI)

Pour caractériser les tissus simples, étudier leur organisation, Bichat déclare "qu'il les a tous successivement soumis à la dessiccation, à la putréfaction, à la macération, à l'ébullition, à la coction, à l'action des acides, des alcalis, etc." Que ces moyens sont brutaux, destructifs et rudimentaires ! Pourquoi diable, Bichat ne s'est-il pas servi du microscope ! Ce défaut d'utilisation d'un instrument adéquat pour l'observation attentive des tissus, limite beaucoup la valeur de son travail d'histologie normale ou pathologique. Et pourtant, la philosophie générale de Bichat pour aborder l'étude des maladies, est une bonne philosophie, incontestablement moderne.

> « Analyser avec précision les propriétés des corps vivants ; montrer que tout phénomène physiologique se rapporte, en dernière analyse, à ces propriétés considérées dans leur "état naturel", que tout état pathologique dérive de leur augmentation, de leur diminution ou de leur altération, que tout phénomène thérapeutique a pour principe leur retour au type dont elles s'étaient écartées ; [...] voilà la doctrine générale de cet ouvrage. » (p.VII)

---

[47] N. Dobo, *Bichat, la vie fulgurante d'un génie*, opus cité, p. 284

Les *considérations générales* qui ouvrent le premier tome de *l'Anatomie générale* de Bichat, résument à nouveau toute la "philosophie médicale" de l'auteur.

> « Il y a deux choses dans les phénomènes de la vie : 1°) l'état de santé, 2°) celui de maladie ; de là deux sciences distinctes : la physiologie qui s'occupe des phénomènes du premier état ; la pathologie qui a pour objet ceux du second. L'histoire [=la description] des phénomènes dans lesquels les forces vitales ont leur type naturel nous mène comme conséquence à celle des phénomènes où ces forces sont altérées. Or dans les sciences physiques, il n'y a que la première histoire ; jamais la seconde ne se trouve. La physiologie est aux mouvements des corps vivants, ce que l'astronomie, la dynamique, l'hydraulique, l'hydroacoustique, etc. sont à ceux des corps inertes : or ces dernières n'ont point de sciences qui leur correspondent comme la pathologie correspond à la première. Par la même raison, toute idée de médicament répugne dans les sciences physiques. [En pathologie] un médicament a pour but de ramener les propriétés vitales à leur type naturel. » (p. LIII)

C'est dans ces *Considérations générales* sur *l'Anatomie générale appliquée à la physiologie et à la médecine* que l'on trouve la fameuse interpellation de Bichat à ses confrères médecins :

> « Il me semble que nous sommes à une époque où l'anatomie pathologique doit prendre un essor nouveau. Cette science n'est pas seulement celle des dérangements organiques qui arrivent lentement, comme principes ou comme suites, dans les maladies chroniques ; elle se compose de l'examen de toutes les altérations que nos parties[48] [=organes] peuvent éprouver, à quelque époque qu'on examine les maladies. [...]

[48] Au IVe siècle avant J.C., Aristote a écrit un traité sur *Les parties des animaux*.

« Vous auriez pendant vingt ans pris du matin au soir des notes au lit des malades sur les affections du cœur, des poumons, du viscère gastrique, que tout ne sera pour vous que confusion dans les symptômes qui, ne se ralliant à rien, vous offriront une suite de phénomènes incohérents. Ouvrez quelques cadavres : vous verrez aussitôt disparaître l'obscurité que la seule observation n'aurait pu dissiper. » (p.XCIX)

Nous pouvons lire ensuite ce passage du livre de Bichat qui fonde vraiment la nouvelle discipline qu'il a créée : l'histologie animale.

« Tous les animaux sont un assemblage de divers organes qui, exécutant chacun une fonction, concourent, chacun à sa manière, à la conservation du tout. Ce sont autant de machines particulières dans la machine générale qui constitue l'individu[49]. Or ces machines particulières sont elles-mêmes formées par plusieurs tissus de nature très différente, et qui forment véritablement les éléments de ces organes. La chimie a ses corps simples, qui forment, par les combinaisons diverses dont ils sont susceptibles, les corps composés : tels sont le calorique, la lumière, l'hydrogène, l'oxygène, le carbone, l'azote, le phosphore, etc. De même l'anatomie a ses tissus simples, qui, par leurs combinaisons quatre à quatre, six à six, huit à huit, etc. forment les organes. Ces tissus sont : 1°) le cellulaire, 2°) le nerveux de la vie animale, 3°) le nerveux de la vie organique, 4°) l'artériel, 5°) le veineux, 6°) celui des exhalants, 7°) celui des absorbants et de leurs glandes, 8°) l'osseux, 9°) le médullaire, 10°) le cartilagineux, 11°) le fibreux, 12°) le fibro-cartilagineux, 13°) le musculaire de la vie animale 14°) le musculaire de la vie organique, 15°) le muqueux, 16°) le séreux, 17°) le synovial, 18°) le glanduleux, 19°) le dermoïde, 20°) l'épidermoïde, 21°) le pileux.

Voilà les véritables éléments organisés de nos parties. Quelles que soient celles où ils se rencontrent, leur nature est

[49] Comment ne pas penser ici aux "animaux-machines" de Descartes ?

constamment la même, comme en chimie les corps simples ne varient point, quels que soient les composés qu'ils concourent à former. Ce sont ces éléments organisés de l'homme qui vont faire l'objet de cet ouvrage. » (p. LXXX)

En histologie moderne, grâce aux études microscopiques, les tissus fondamentaux de l'organisme animal ou humain sont en nombre un peu plus réduit que dans le traité de Bichat (voir la figure16).

Figure 16. Les principaux tissus dénombrés en histologie moderne

Tissus Epithélial	Revêtement glandulaire
Tissus conjonctifs	Fibreux Osseux Sanguin Hémopoïétique
Tissus musculaires	Squelettique Myocardique Lisse
Tissus nerveux	Périphérique Central

Bichat insiste par la suite sur le fait que ce sont les tissus, précisément, quelquefois même un seul tissu, qui sont malades et rarement les organes en entier. « Je crois, écrit-il, que plus on observera les maladies et plus on ouvrira de cadavres, plus on se convaincra de la nécessité de considérer les maladies locales, non point sous le rapport des organes composés qu'elles ne frappent presque jamais en totalité, mais sous celui de leurs tissus divers qu'elles attaquent presque toujours isolément. » (p. LXXXVIII)

Poursuivant la série des généralités qui président à l'exposé de son *Anatomie générale*, Bichat présente ensuite les grandes divisions qu'il introduit au sein des phénomènes physiologiques.

« J'appellerai *vie animale*, l'ordre des fonctions qui nous met en rapport avec les corps extérieurs, en indiquant par là que cet ordre appartient seul aux animaux, qu'il est de plus chez

> eux que dans les végétaux, et que c'est ce surplus de fonctions qui les en distingue spécialement. [En clair, les fonctions de la vie animale existent exclusivement dans le règne animal]. Je nommerai *vie organique* l'ordre qui sert à la composition et à la décomposition habituelles de nos parties, parce que cette vie est commune à tous les êtres organisés, aux végétaux et aux animaux [...]. Elle forme la limite entre les corps organisés et les corps inorganiques. » (p.CII)

Bichat rassemble dans le tableau suivant les fonctions physiologiques relevant, soit de la *vie animale* ou de la *vie organique,* soit des fonctions de reproduction (*génération* écrit Bichat).

TABLEAU DES FONCTIONS PHYSIOLOGIQUES
SELON BICHAT (1801)

Fonctions de la vie animale
- *Locomotion*
- *Voix*
- *Sensations*
- *Mouvement*

Fonctions de la vie organique
- *Digestion*
- *Respiration*
- *Circulation du sang*
- *Absorption*
- *Sécrétion*

Fonctions de reproduction
- *Chez l'Homme*
- *Chez la Femme*
- *Développement du Fœtus*

Dans *l'Anatomie générale* de Bichat, comme l'a remarqué Philippe Hunemann :

> « chaque système est vu selon son organisation (interne et externe), ses "propriétés" parfois (par exemple pour le système musculaire de la vie animale), les performances de

son "action", puis (ce qui est nouveau) son développement[50]. » (p. 41) Bien entendu, la grande imperfection de ces considérations anatomo-physiologiques vient du défaut de considération des tissus à l'échelle cellulaire.

Dans les quatre tomes de son *Anatomie générale appliquée à la physiologie et à la médecine*, Bichat passe en revue, avec le maximum de détails à sa disposition (détails fournis soit par ses propres observations "sur les cadavres", soit par les données trouvées dans les livres des auteurs l'ayant précédé), les fonctions de la *vie animale* ou celles de la *vie organique*. Pour chaque fonction, il évoque l'activité physiologique de l'individu sain et celle de l'individu malade. Voyez par exemple cet extrait du Tome II consacré aux maladies de la nutrition (du système absorbant, pour Bichat) chez l'enfant :

> « Voyez les organes dont nous connaissons les fonctions, et qui sont d'une part très développés dans l'enfance, de l'autre part très disposés aux maladies ; les fonctions de ces organes sont plus actives [chez l'enfant]. Ainsi le cerveau et les nerfs plus prononcés donnent-ils plus d'activité à la sensibilité, ainsi, plus larges proportionnellement, les vaisseaux à sang rouge sont-ils en rapport avec l'énergie plus grande de la nutrition, etc. Dans le jeune homme, c'est quand les organes génitaux se développent davantage, et qu'ils deviennent plus exposés aux maladies, que leurs fonctions sont plus marquées. Examinez tous les organes et leurs fonctions, vous verrez qu'une loi générale de l'économie, est que ces trois choses : 1°) grand développement, 2°) disposition plus marquée aux maladies, 3°) activité plus grande des fonctions, sont constamment réunies. » (p. 632)

L'Anatomie générale, pour Bichat, devait se compléter par une *Anatomie descriptive* qu'il entreprendra de publier en 1802, mais qu'il n'aura pas le temps d'achever.

---

[50] Philippe Hunemann, *Bichat, la vie et la mort*, PUF, Paris, 2015, 128 pages.

CHAPITRE 6

Le grand chef-d'œuvre de Bichat : *Recherches physiologiques sur la vie et la mort*

On a retrouvé, dans les manuscrits laissés par Bichat, un *Discours sur l'étude de la Physiologie* qui a été publié pour la première fois en 1994, par les soins d'André Pichot[51]. Ce manuscrit, inédit du vivant de Bichat, peut être considéré comme un plan, esquissé par l'auteur, pour préparer la rédaction de son chef-d'œuvre à paraître en 1801.

1. Le *Discours sur l'étude de la Physiologie*

Bichat note, au tout début de cette esquisse, qu'*il faut définir la physiologie*. Mais, dans ce brouillon, ne figure aucune définition de cette discipline. Nous avons déjà trouvé cependant une définition de la physiologie dans *l'Anatomie générale*[52] : "la physiologie est la science qui s'occupe de la description des phénomènes de la vie dans les organismes sains (dans leur état naturel, non altéré)".

---

[51] X. Bichat, *Recherches physiologiques sur la vie et la mort et autres textes*, Garnier-Flammarion, Paris, 1994, 404 pages.
[52] Voir ci-dessus p. 87.

Bichat poursuit de la manière suivante :

> « Elle [la physiologie] se compose de l'étude des phénomènes et de celle des causes. L'une est fondée sur l'observation, l'autre sur le raisonnement ; toute question physiologique présente ces deux choses, exemple : respiration, digestion – on observe d'abord et on explique ensuite ce qu'on a observé. » (p.287)

À propos de cette distinction, faite d'entrée de jeu par Bichat, entre *observation* et *raisonnement*, il est intéressant de suivre les réflexions qu'elle a inspirées au philosophe américain J.E. Lesch[53] : cet auteur voit dans la première partie des *Recherches physiologiques sur la vie et la mort* (celle qui présente, comme nous le verrons, les propriétés vitales, leur classement, leurs forces) une recherche où la "science de raisonnement" est à l'œuvre ; en revanche, dans la seconde partie (*Recherches physiologiques sur la mort*), où sont exposées de multiples expériences sur le cœur, le poumon, le cerveau, dans les heures précédant la mort, ce serait une "physiologie expérimentale d'observation" qui prévaudrait. En clair et de façon brutale, le raisonnement serait utile pour étudier la vie et l'observation, nécessaire, pour étudier la mort. Il faut bien remarquer cependant, au contraire de ce que suggère Lesch, que la physiologie expérimentale de Magendie[54] et Claude Bernard, dans les années du XIXe siècle qui ont suivi la mort de Bichat (en 1802), sera surtout employée pour étudier la vie.

---

[53] J.E. Leschi, *Science and medicine in France, the emergence of experimental physiology, 1790-1855*, Harvard University Press, Boston, USA, 1984

[54] Voir P. Mazliak, *François Magendie, bouillant créateur de la physiologie expérimentale au XIXe siècle*, Hermann, Paris, 2012, 207 pages.

L'esquisse de Bichat [le *Discours sur l'étude de la physiologie*] se poursuit de la façon suivante :

« La physiologie d'observation a précédé celle du raisonnement[55]. [...] Il s'agit d'examiner ici à quelles sources on doit puiser les faits. Il y a trois moyens : 1°) Observation de l'homme en [bonne] santé ; 2°) expériences sur les animaux vivants ; 3°) observations sur les animaux malades. [...] Pour que cette observation de l'animal en santé soit efficace, il faut qu'elle soit jointe aux connaissances anatomiques. » (p. 288)

C'est déjà l'annonce des *Anatomies générale ou descriptive appliquées à la physiologie et à la médecine.* À propos de la "physiologie du raisonnement" [nous dirions de la physiologie théorique], Bichat avance une règle importante :

« Toute théorie doit être fondée sur un grand nombre de faits. Ainsi toute théorie de l'absorption, des sécrétions, doit avoir été le fruit d'observations sur un grand nombre d'organes sécrétoires. De là l'avantage de l'anatomie comparée. Autre anatomie comparée : celle des divers âges. » (p.293)

La dernière partie du *Discours sur l'étude de la physiologie* développe les idées qui illustrent la volonté constante de Bichat de faire de la physiologie une science qui se placerait, dans l'échelle des connaissances, au même niveau que les autres sciences de la nature : mathématiques, physique, chimie, etc. La dernière partie du *Discours* est ainsi rédigée :

« RAPPORT DE LA PHYSIOLOGIE AVEC LES SCIENCES

[...] Comme la nature régit les corps vivants avec des lois analogues [à celles des autres sciences], toutes les sciences

[55] Bichat cite la *médecine hippocratique* à l'appui de cette observation.

qui ont pour objet les corps vivants ["naturels" serait plus approprié] doivent aider le physiologiste ; comme elle [la nature] applique aux corps vivants les lois physiques, il faut connaître ces lois : il est donc essentiel de vous donner une idée précise et exacte du rapport de la physiologie avec toutes les sciences. [Bichat passe en revue toutes les sciences : morales, mathématiques, physique, mécanique, hydraulique, chimie. Nous ne donnerons ci-dessous que quelques réflexions de Bichat sur les rapports de la physiologie et de la physique ; le reste est inachevé.]

« Rapports avec la Mécanique. – À voir la machine animale [idée cartésienne, bien sûr !] qui ne croirait que la mécanique dût en assurer ses plus utiles résultats. Ce sont partout des leviers du troisième, du premier et du deuxième genre. Ces leviers se multiplient. Ce sont des poulies. Exemple : les tendons glissant sous le péroné. Au premier coup d'œil, il semble que tout doit être soumis au calcul, qu'on peut calculer avec précision la force de nos machines. [...] Ces calculs sont vrais mais le principe d'où ils partent est faux, parce que les forces varient à chaque instant dans les muscles, en ce qu'il n'est pas un seul instant où il n'y ait de variations. On ne peut rien calculer d'après cela. [...] D'ailleurs les forces vitales varient non seulement dans le même individu, mais dans l'âge, le sexe, le tempérament. Aucun individu n'a le même degré que l'individu suivant. [...] Vous voyez donc que la mécanique n'est pas d'un aussi grand secours qu'on le dit [...]

Électricité – Quand le fluide singulier fut connu, on l'appliqua à l'économie organique. [...] on transforma le fluide nerveux en électrique, etc. Qu'est-il resté de tout cela ? que le fluide électrique est un excitant, qu'il stimule les nerfs. [On peut bien dire que Bichat se trompe ici très lourdement. La nature électrique de l'influx nerveux sera une découverte[56] du XXe siècle]

Comme les lois vitales ne peuvent être l'objet d'un calcul, il est évident que les mathématiques appliquées à la physiologie sont presque nulles.

Physiologie chimique – [...] Nutrition ; C'est ici où la chimie a le plus contribué au progrès. [...] » (p. 300)

Il est temps de voir comment Bichat a traduit cette esquisse dans les *Recherches physiologiques sur la vie et la mort.*

2. Recherches physiologiques sur la vie et la mort[57]

La composition assez particulière de cet ouvrage présente deux grandes parties : la première moitié du livre est consacrée aux recherches physiologiques sur la vie et comprend dix articles ; la seconde moitié est consacrée aux recherches physiologiques sur la mort et comprend treize articles. Cette présentation très claire, le style déclaratif direct des articles et sous-articles, donnent à l'ensemble un ton quelque peu dogmatique.

---

[56] A. L. Hodgkin et A. F. Huxley, « Currents carried by sodium and potassium ions through the membrane of the giant axon of Loligo », *The Journal of Physiology*, vol. 116, n° 4, 28 avril 1952, p. 449–472

[57] Ouvrage publié à Paris, en 1802, par Brosson et Gabon, 412 pages (numérisé par Medic@). Nous avons aussi utilisé (pour citer les notes de Magendie) l'édition de Garnier-Flammarion, Paris, 1994, 404 pages.

Figure 17. Page-titre de l'édition des *Recherches physiologiques sur la vie et la mort* de 1822 réalisée et commentée par Magendie

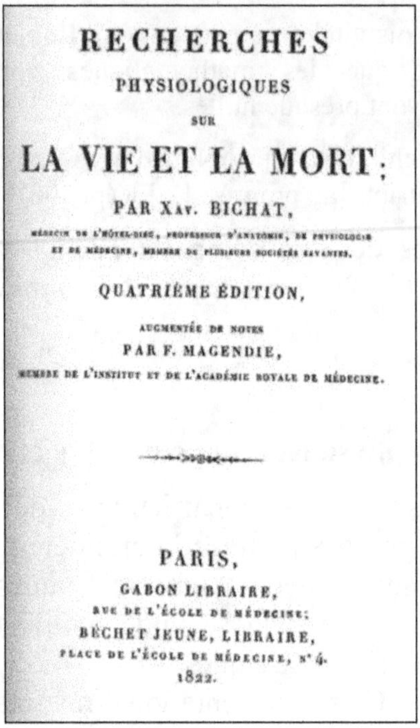
RECHERCHES
PHYSIOLOGIQUES
SUR
LA VIE ET LA MORT;
PAR XAV. BICHAT,
MÉDECIN DE L'HÔTEL-DIEU, PROFESSEUR D'ANATOMIE, DE PHYSIOLOGIE
ET DE MÉDECINE, MEMBRE DE PLUSIEURS SOCIÉTÉS SAVANTES.
QUATRIÈME ÉDITION,
AUGMENTÉE DE NOTES
PAR F. MAGENDIE,
MEMBRE DE L'INSTITUT ET DE L'ACADÉMIE ROYALE DE MÉDECINE.
PARIS,
GABON LIBRAIRE,
RUE DE L'ÉCOLE DE MÉDECINE;
BÉCHET JEUNE, LIBRAIRE,
PLACE DE L'ÉCOLE DE MÉDECINE, N° 4.
1822.

2.1. Les Recherches physiologiques sur la vie (p. 4-162)

Dès la troisième ligne de l'article premier, on trouve la célébrissime définition : « *la vie est l'ensemble des fonctions qui résistent à la mort* ». Nous avons déjà souligné[58] combien cette définition avancée par Bichat était révolutionnaire.

Nous reprenons ici la discussion sur la valeur de cette définition qui a été généralement (et jusqu'à aujourd'hui) très mal appréciée, puisqu'on a voulu partir de cette définition de la vie pour souligner le "vitalisme" de Bichat.

[58] Voir ci-dessus p.9.

Non ! nous le verrons plus loin[59], Bichat n'était pas vitaliste !

François Magendie (1783-1835) fut le créateur de la physiologie expérimentale[60] au XIXe siècle, et le maître de Claude Bernard (1813-1878). Se proclamant le disciple de Xavier Bichat, Magendie publia, en 1822, une édition commentée des *Recherches physiologiques sur la vie et la mort* (figure17). Dans cette édition, Magendie fait un long commentaire très critique sur la définition de la vie donnée par Bichat.

> « Le mot de *vie* a été employé par les physiologistes en deux sens très différents. Chez les uns [les vrais vitalistes, au sens philosophique], il désigne un être de raison, principe unique de toutes les fonctions que présentent les corps vivants ; chez d'autres, il désigne seulement l'ensemble de ces fonctions. C'est dans ce dernier sens que Bichat l'emploie. Voilà ce qu'il a voulu dire par cet énoncé : *la vie est l'ensemble des fonctions qui résistent à la mort.* Il a eu tort seulement de faire entrer l'idée de mort, car cette idée suppose nécessairement la vie. Il y a donc nécessairement un cercle vicieux dans cette définition ; mais laissons de côté ce qu'il y a de défectueux dans l'expression, on voit que Bichat considère la vie comme un résultat et non comme une cause. » (p. 58 de l'édition Garnier-Flammarion)

Magendie se trompe complètement en refusant d'associer *vie* et *mort* dans la définition de la vie. Vie et mort ne sont pas deux états, mais deux processus dynamiques, se déroulant simultanément au sein des organismes vivants. C'est ce que montre le livre de Xavier Bichat avec ses deux parties que l'on ne doit pas dissocier, l'une consacrée aux recherches physiologiques sur la vie,

---

[59] Voir ci-dessous : Article VII, p. 104.

[60] Voir P. Mazliak, *François Magendie, bouillant créateur de la physiologie expérimentale au XIXe siècle*, Hermann, Paris, 2012, 207 pages.

l'autre aux recherches physiologiques sur la mort. En 1801, Bichat anticipe heureusement les conceptions de la biologie moderne sur la physiologie des êtres vivants ; nous en donnerons comme preuve, parmi d'autres, cette définition de la vie par François Jacob, Prix Nobel de médecine et de physiologie en 1965 :

> « Les puissances de l'ordre, de l'unification et de la vie se trouvent constamment en lutte avec celles du désordre, de la destruction et de la mort. Le corps vivant est le théâtre de cette lutte dont la santé et la maladie reflètent les péripéties. Si les propriétés vitales l'emportent, l'être vivant retrouve son harmonie et guérit. Si, au contraire, les propriétés physiques sont les plus fortes, la mort s'ensuit. [...]
>
> La mort est la défaite [des forces] de résistance et le cadavre n'est autre chose que le corps vivant retombé sous l'empire des forces physiques.
>
> Par le fait qu'il est en vie l'organisme est promis à la mort. (p. 105) [...]
>
> « Les êtres vivants apparaissent aujourd'hui comme le siège d'un triple flux de matière, d'énergie et d'information. À ses débuts, la biologie est en mesure de reconnaître un flux de matière, mais à la place des deux autres, il lui faut recourir à une force particulière [c'est la démarche des *vitalistes* (Stahl, Barthez, Wolff, etc.) dont Bichat ne fait pas partie.] » (p. 120)[61]

C'est bien cette conception moderne de la vie, qu'anticipe Bichat dans cet article premier :

> « Tel est en effet le mode d'existence des corps vivants, que tout ce qui les entoure tend à les détruire. [...] Bientôt ils succomberaient, s'ils n'avaient en eux un principe permanent de réaction. » (p. 4)

---

[61] F. Jacob, *La logique du vivant*, Gallimard, Paris, 1970, 354 pages.

L'article premier de Bichat énonce ensuite la division en vie animale et vie organique.

Nous avons déjà rencontré les définitions des deux "vies" en analysant *l'Anatomie générale appliquée à la physiologie et à la médecine*[62]. Rappelons que pour Bichat, la vie animale nous met en relation avec le monde extérieur et la vie organique sert à la décomposition et à la recomposition de nos "parties" [= organes].

Sur ce point encore, Magendie se montre très critique, de façon sans doute plus pertinente :

> « Cette distinction des deux vies, écrit-il, est dangereuse en ce qu'elle tend à faire isoler des systèmes qui ont entre eux la plus étroite liaison, qui se rapportent à un but commun, et qui souvent sont produits par des moyens presque en tout semblables. Pourquoi rangerais-je parmi les organes de la vie animale l'appareil musculeux qui fait passer le bol alimentaire de la bouche dans l'œsophage, et parmi ceux de l'autre vie, celui qui le fait marcher du cardia jusqu'à l'anus ? » (p. 59)

Cette critique de Magendie est justifiée. Mais Bichat exprime ses idées dans un style si admirable, que c'est un vrai plaisir de le lire :

> « Les fonctions de l'animal forment deux classes distinctes. Les unes se composent d'une succession habituelle d'assimilations et d'excrétions ; par elles, il transforme sans cesse en sa propre substance les molécules des corps voisins et rejette ensuite ces molécules lorsqu'elles lui sont devenues hétérogènes. Il ne vit qu'en lui, par cette classe de fonctions [celles de *la vie organique*] ; par l'autre [celles de *la vie animale*] il existe hors de lui, il est l'habitant du monde, et non, comme le végétal, du lieu qui le vit naître. Il sent et aperçoit ce qui l'entoure, réfléchit ses sensations ; se meut volontairement d'après leur influence, et le plus

[62] Voir plus haut p. 89.

souvent peut communiquer par la voix, ses désirs et ses craintes, ses plaisirs ou ses peines. » (p. 5)

Tous les articles des *Recherches physiologiques sur la vie* sont rédigés en considérant avant tout les ressemblances ou les différences des deux "vies" – animale ou organique – dans toutes les fonctions qui les constituent. Considérons-les successivement.

Article II –

1) *Symétrie des organes dans la vie animale.*

Symétrie des organes des sens (yeux, narines, oreilles) ;

Symétrie dans le système nerveux : pour les nerfs reliés aux organes des sens (optiques, olfactifs, acoustiques) ;

Symétrie des muscles locomoteurs (jambes, bras, etc.) ;

Symétrie dans le cerveau :

> « Le cerveau, l'organe où l'impression est reçue, est remarquable par sa forme régulière (figure 18) ; ses parties paires se ressemblent de chaque côté, telles que la couche des nerfs optiques, les corps annelés, les hippocampes, les corps frangés, etc. Les parties impaires sont toutes symétriquement divisées par la ligne médiane, dont plusieurs offrent des traces visibles, comme les corps calleux, la voûte à trois piliers, la protubérance annulaire, etc. » (p. 10)

Figure 18. Schémas modernes de vues postérieure ou surplombante (en haut) ou latérales (en bas) du cerveau, montrant toutes les symétries de l'organe

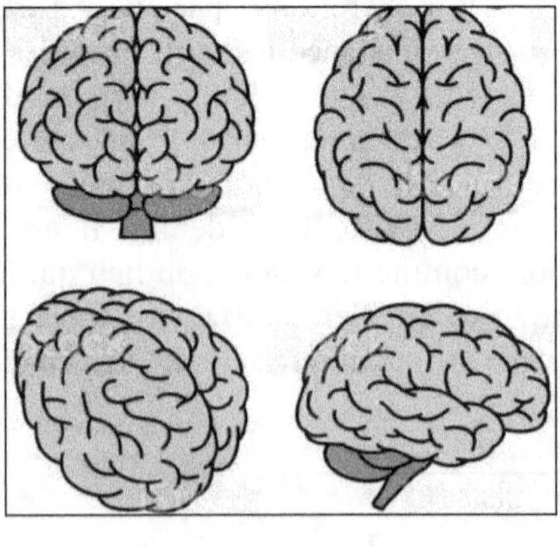

2) *Irrégularité [= asymétrie] des organes de la vie organique.*

> « Dans le système digestif, écrit Bichat, l'estomac, les intestins, la rate, le foie, etc., sont tous irrégulièrement disposés.
>
> Dans le système circulatoire, le cœur, les gros vaisseaux, tels la crosse de l'aorte, les veines caves, l'azygos, la veine porte, l'artère innominée, n'offrent aucune trace de symétrie. » (p. 11)

La vie animale a le cerveau pour centre, puisque tous les nerfs sensitifs aboutissent au cerveau. Or, à l'inverse du système nerveux de la vie animale, celui de la vie organique n'est pas centré car il est généré par une chaîne ganglionnaire. Pour chaque organe de la vie organique, les nerfs le concernant sont commandés par le ganglion le plus proche [nous dirions aujourd'hui par les ganglions des systèmes nerveux sympathique et parasympathique]. Il en résulte, souligne Bichat, que la vie animale est pour ainsi dire double, tandis que les organes de la vie organique forment un système unique où tout se lie et se coordonne.

Article III - *Différences des modes d'action des organes dans les deux vies.*

Dans la vie animale, la physiologie normale exige un fonctionnement harmonieux des organes doubles (yeux, oreilles, muscles locomoteurs, mains comme organes du toucher).

En revanche, l'harmonie n'a aucune importance pour le fonctionnement des organes de la vie organique.

Article IV - *Durée d'action des organes dans les deux vies.*

Dans la vie animale, il y a obligatoirement intermittence dans le fonctionnement des organes. Les yeux, par exemple, se ferment pendant le sommeil.

Dans la vie organique, en revanche, il y a forcément continuité de fonctionnement des organes : cœur, poumons, etc. Si ces organes s'arrêtent de fonctionner, la mort survient.

Article V - *Dans la vie animale tout est modifié par l'habitude (*sensations émoussées, facultés intellectuelles stimulées : c'est une des bases de l'éducation.) En revanche, circulation, respiration, nutrition, sécrétions, sont des phénomènes physiologiques soustraits aux effets de l'habitude.

Article VI - *Les phénomènes de la vie animale conditionnent le jugement des hommes.*

Comme Locke[63] et Condillac[64], Bichat conçoit une genèse continue des sensations, sentiments ou jugements intellectuels, à partir des sensations fournies par les organes des sens.

Tout ce qui est relatif aux passions (émotions, colère, tristesse, joie) appartient à la vie organique. Bichat montre, néanmoins, dans un long sous-article, que « les passions modifient les actes de la vie animale, quoiqu'elles aient leur siège dans la vie organique. » (p. 63)

Article VII - *L'intervention des forces vitales dans les deux types de vie.*

Cet article commence par un énergique rejet des philosophies vitalistes.

> « La plupart des médecins, déclare Bichat, qui ont écrit sur les propriétés vitales, ont commencé par en rechercher le principe ; ils ont voulu descendre de l'étude de sa nature à celle de ses phénomènes ; au lieu de remonter de ce que l'observation indique à ce que la théorie suggère. L'âme de

---

[63] John Locke, *De la conduite de l'entendement humain*, Vrin, Paris, 1974, 138 pages.

[64] Condillac, *Traité des sensations*, Barrois, Londres et Paris, 1788, 250 pages.

Stahl, l'archée de Van Helmont, le principe vital de Barthez, la force vitale de quelques-uns [...] ont été tour à tour la base commune où se sont appuyées, en dernier résultat, toutes les explications physiologiques. Chacune de ces bases s'est successivement écroulée ; et, au milieu de leurs débris, sont restés seuls les faits que fournit la rigoureuse expérience sur la sensibilité et la mobilité. » (p. 79)

Il faut saluer cette démarche matérialiste de Bichat, écartant clairement ces fumeuses entéléchies imaginées tout au long du XVIIIe siècle. Notre physiologiste aime à souligner plusieurs fois dans son texte qu'il importe peu de connaître les causes des propriétés vitales (sensibilité, contractilité, extensibilité, etc.) : « les limites de l'entendement humain nous interdisent sans doute de les connaître[65]. » Ce qu'il faut, c'est mesurer scientifiquement les conséquences de l'action de ces "propriétés vitales", comme Newton a calculé les lois de la gravitation sans connaître la cause de cette propriété des corps inertes. Or les propriétés vitales (et les forces qui en découlent) sont différentes dans les deux vies animale et organique.

« Dans la vie organique, la sensibilité est la faculté de recevoir une impression ; dans la vie animale, c'est la faculté de recevoir une impression, puis de la rapporter à un centre commun [le cerveau]. » (p. 85)

On peut cependant observer des transitions de la sensibilité organique à la sensibilité animale. En cas d'inflammation d'un tissu (la conjonctive de l'œil, la plèvre du poumon, etc.), la sensibilité de ce tissu s'exalte, devient douloureuse, et la douleur apparaît (conjonctivite, pleurésie) : cette sensibilité douloureuse est transmise au cerveau.

[65] Cette vue fataliste est démentie par la biochimie moderne.

Les mêmes remarques peuvent être faites pour la contractilité, l'extensibilité, qui peuvent devenir, dans les cas pathologiques, des irritabilités douloureuses.

Article VIII - *Le développement de la vie animale.*

On note de grandes différences dans le mode de développement des deux vies, organique et animale. « L'une, l'organique est en activité dès les premiers instants de l'existence [dans le fœtus] ; l'autre, l'animale, n'est en exercice qu'après la naissance [lorsque les objets du monde extérieur peuvent impressionner les sens]. » (p. 115)

Bichat ajoute que par l'éducation, la société a une grande influence sur le développement de la vie animale.

Article IX - *Le développement de la vie organique.*

« La vie organique du fœtus n'est point la même que celle dont jouit l'adulte. » (p. 144) Bichat détaille ensuite les grandes différences existant entre le fœtus et l'adulte en ce qui concerne la circulation (avec l'existence du trou de Botal, qui se bouche après la naissance), la nutrition (par le placenta), la respiration, l'excrétion, les sécrétions (dans le liquide amniotique), etc.

Article X - *De la fin naturelle des deux vies.*

La vie animale cesse la première dans la mort naturelle. La vue se trouble, le goût résiste, la mémoire se détruit, les muscles s'affaiblissent et se rigidifient.

> « La vie organique restée au vieillard après la perte presque totale de la vie animale » finit par progressivement ralentir ses fonctions : la circulation se ralentit, la digestion languit, la respiration s'éteint progressivement et « le cœur finit le dernier ses contractions[66]. » (p. 162)

---

[66] Pour la biologie moderne, la mort se définit par la disparition irréversible de l'activité nerveuse cérébrale, mise en évidence par l'arrêt de l'émission d'ondes électriques cérébrales.

Dans cette première partie des *Recherches physiologiques sur la vie et la mort*, le lecteur contemporain peut constater que Bichat est assez peu anatomiste [ce qu'il comblera par la publication de ses *Anatomie générale* (1801) et *Anatomie descriptive* (inachevée, 1802)], alors qu'il est au contraire à la fois physiologiste, anthropologiste et psychologue, voire même philosophe et moraliste.

2.2. Recherches physiologiques sur la mort (p. 163-386)

Ces recherches physiologiques sur la mort comprennent, nous l'avons dit, treize articles.

Article I - *Considérations générales*

Reprenant la division établie dans la première partie entre vie animale et vie organique, Bichat annonce :

> « Je vais m'occuper, dans cette seconde partie, à rechercher comment elles [les deux vies] finissent accidentellement, comment la mort vient en arrêter le cours avant que le terme que la nature a fixé pour leur durée. » (p.163)

Le choix de Bichat, d'écarter résolument toute étude des fonctions physiologiques au cours du vieillissement, s'explique par le constat qu'il fait que bien peu d'hommes meurent de vieillesse au XVIIIe siècle. « Telle est en effet, écrit-il, l'influence exercée sur elles [les fonctions physiologiques] par la société, que nous[67] arrivons rarement à ce terme [que la nature a fixé]. [...] La mort qui survient accidentellement mérite donc de fixer particulièrement notre attention. » (p. 163).

Une autre raison très importante se cache derrière cette décision d'étudier le devenir des fonctions physiologiques en cas de mort brutale, accidentelle : c'est que cette

[67] Faut-il rappeler que Bichat lui-même est mort à trente-et-un ans ?

décision seule permet à Bichat de faire des expériences sur les animaux. Étudier le devenir des fonctions au cours de la vieillesse et du grand âge ne sera au pouvoir de la médecine moderne qu'après la mise au point de nombreuses techniques d'observation non invasives (biochimie, analyses sanguines, radiographie, microscopie électronique, électrocardiographie, électro-encéphalographie, IRM, etc.). Bichat, ne disposant d'aucune de ces techniques, va provoquer les morts brutales de nombreux animaux et suivre l'activité de leurs organes après la mort.

> « Il est en général assez facile, dit-il, de rechercher suivant quelles lois se terminent les fonctions, à la suite d'un coup violent et subit, comme, par exemple, dans l'apoplexie, les grandes hémorragies, la commotion, l'asphyxie, etc. parce que tous les organes étant alors parfaitement intacts, cessent d'agir par des causes directement opposées à celles qui les entretiennent ordinairement en exercice. » (p. 164)

Reprenant, pour terminer son avant-propos, la distinction qu'il a établie entre vie animale et vie organique, Bichat énonce cette proposition fondamentale :

> « Les premières remarques que fait naître l'observation des espèces diverses de morts subites, c'est que, dans toutes, la vie organique peut, jusqu'à un certain point, subsister, l'animale étant éteinte ; que celle-ci [la vie animale] au contraire est dans une telle dépendance de l'autre [la vie organique], que jamais elle ne dure après son interruption [celle de la vie organique]. L'individu que frappent l'apoplexie, la commotion, etc., vit encore quelques jours au-dedans, tandis qu'il cesse tout-à-coup d'exister au-dehors : la mort commence ici par la vie animale. » (p. 165)

Les deux vies ont des "centres d'action" différents : la vie animale a pour centre le cerveau ; la vie organique, les poumons et le cœur. Mais « l'action de l'un de ces trois organes est essentiellement nécessaire à celle des deux autres. Quand l'un cesse entièrement d'agir, les autres ne sauraient continuer d'être en activité. » (p. 166). La mort s'en suit.

Voilà donc la clé des expériences menées par Bichat lors de ses recherches physiologiques sur la mort : agir successivement sur l'un des "centres d'action" et voir ce que cela entraîne sur les deux autres.

Article II - *De l'influence que la mort du cœur exerce sur celle du cerveau*

Le cœur ne peut agir sur le cerveau que par deux canaux de communication : 1) par les nerfs ou 2) par les vaisseaux sanguins artériels ou veineux. Or, selon Bichat, l'expérience montre que les nerfs moteurs, partant du cerveau et irriguant les divers muscles du corps (et le cœur est un muscle) n'agissent jamais en retour sur le cerveau. « Nous pouvons donc établir, écrit Bichat, que les vaisseaux sont les agents exclusifs de l'influence du cœur sur la vie du cerveau. » (p. 169)

Nous présentons à la figure 19 deux schémas modernes (parce qu'il n'y a pas de schéma anatomique dans le livre de Bichat) montrant les vaisseaux artériels et veineux irriguant le cerveau humain. Voilà les expériences que Bichat a menées pour étudier l'influence de la mort du cœur sur le cerveau.

Figure 19. Vaisseaux artériels et veineux irriguant le cerveau

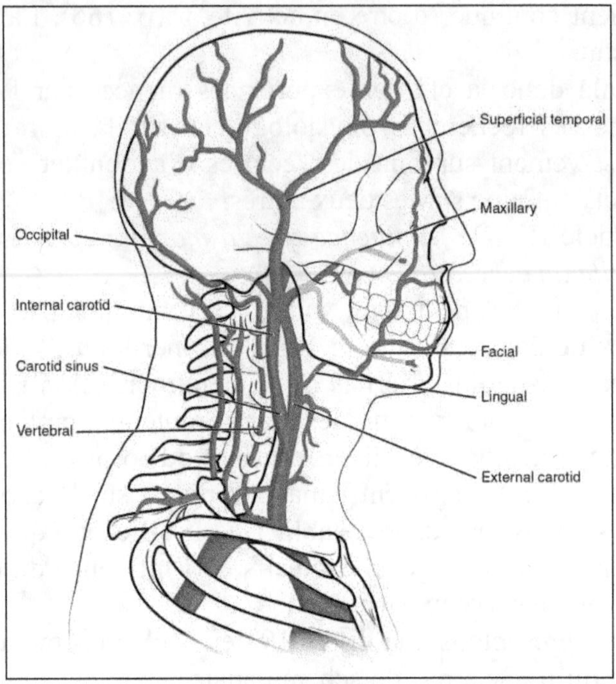

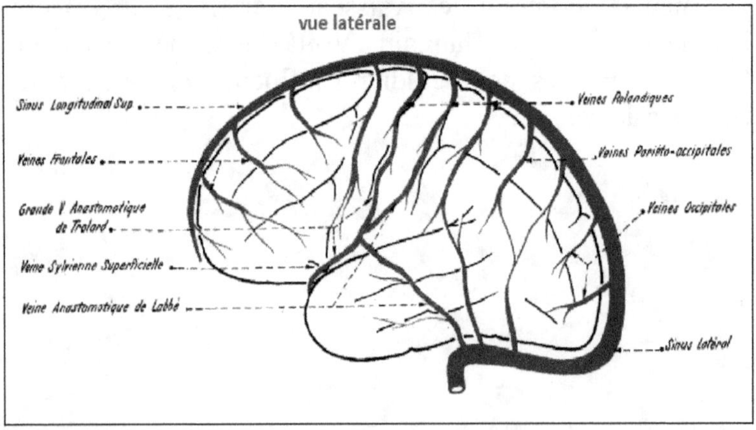

Déterminer comment la cessation des fonctions du cœur à sang rouge [artériel] interrompt celles du cerveau.

Les faits sur lesquels Bichat s'appuie dans ces expériences sont assez surprenants. Il déclare d'abord que l'apport de sang artériel [rouge] au cerveau peut influencer l'organe de deux façons : « 1°) par le mouvement dont il est agité ; 2°) par la nature des principes qui le constituent et qui le distinguent du sang noir [veineux]. » (p. 171)

La biologie moderne retient peu le "mouvement" du sang dans le cerveau ou le "mouvement" du cerveau lui-même. En revanche, c'est l'oxygène, apporté aux cellules cérébrales par le sang artériel [l'oxygène de l'oxyhémoglobine], qui est considéré aujourd'hui comme le facteur décisif pour la vie du cerveau. Pour Bichat, pas du tout ! Notre physiologiste prétend qu'en ligaturant les carotides et l'artère vertébrale (voir la figure 19), le cerveau meurt parce que son "mouvement" cesse : « Si, à la suite des essais dont je viens de parler [ligature des seules carotides], une portion du crâne est enlevée dans un autre animal, et qu'on intercepte le cours du sang dans tous les vaisseaux qui vont à la tête, on voit aussitôt et le mouvement encéphalique cesser et la vie s'anéantir. » (p. 171)

> « D'après tous ces faits, conclut-il, on peut sans craindre d'erreur, établir la proposition suivante : savoir, que l'un des moyens par lesquels le cœur à sang rouge tient sous sa dépendance les phénomènes du cerveau, consiste dans le mouvement habituel qu'elle imprime à cet organe. » (p. 173)

Conclusion bien surprenante et passant à côté de l'essentiel. Néanmoins, Bichat ajoute : « le ventricule et l'oreillette à sang rouge agissent aussi sur le cerveau par la nature du fluide qu'ils y envoient. » (p. 177) L'étude de l'influence de la nature du sang sur l'activité cérébrale est renvoyée à l'article des rapports entre les poumons et le cerveau.

Déterminer comment la cessation des fonctions du cœur à sang noir interrompt celles du cerveau.

La mort commence très rarement par le cœur et les vaisseaux à sang noir ; « ils sont au contraire, écrit Bichat, presque toujours les derniers en action. » (p. 177) Lorsqu'une rupture accidentelle interrompt la circulation veineuse, le cerveau meurt immédiatement, comme décrit précédemment. Le cerveau meurt également très vite si l'on injecte de l'air dans la circulation veineuse ; avant de mourir, le cerveau est agité de violentes convulsions tandis que pendant ce temps le cœur continue de battre

Figure 20. Schéma de la circulation sanguine (à gauche, le sang noir)

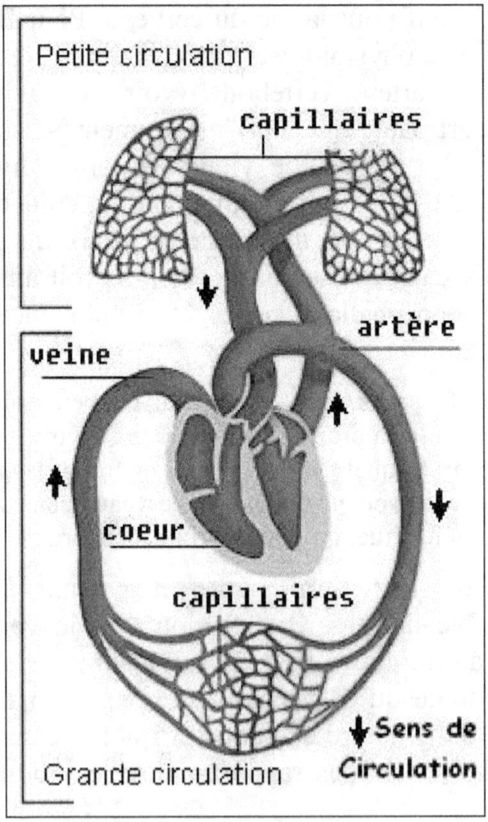

Article III - *De l'influence que la mort du cœur exerce sur celle du poumon*

Le poumon est le siège de deux sortes de phénomènes : 1) les mouvements respiratoires (inspiration, expiration) sous la dépendance du cerveau agissant par les nerfs sur les muscles intercostaux et sur le diaphragme. 2) Les phénomènes chimiques (oxygénation du sang noir qui le traverse) sous la dépendance du cœur dont les battements envoient le sang à travers les poumons (voir la figure 20). Ces deux phénomènes sont interdépendants ; sans oxygène, le cerveau meurt et les mouvements respiratoires s'arrêtent ; sans mouvements respiratoires, le sang noir ne peut s'oxygéner.

Déterminer comment le cœur à sang noir cessant d'agir, l'action du poumon est interrompue.

> « Lors donc que le ventricule et l'oreillette à sang noir [...] interrompent leurs fonctions [...] alors les phénomènes chimiques sont tout à coup anéantis. [...] L'air entre encore dans les poumons, mais rien n'arrive au ventricule à sang rouge. [...] Le mouvement cérébral cesse alors faute d'agent d'impulsion. [...] Par conséquent plus d'action sur les intercostaux et le diaphragme, qui restent au repos.[...]Voilà donc comment arrive la mort du poumon. » (p.184)

§ II. *Déterminer comment le cœur à sang rouge cessant d'agir, l'action du poumon est interrompue*

Le cœur ne reçoit plus d'impulsion, n'a plus aucun mouvement, n'excite plus les muscles respiratoires ; il n'y a plus d'oxygénation du sang, tous les organes meurent.

Article IV - *De l'influence que la mort du cœur exerce sur celle de tous les organes.*

> « Le cœur, écrit Bichat, exerce sur les divers organes deux modes d'influence, l'un direct et sans intermédiaire [en provoquant dans tous un "mouvement" pense faussement Bichat], l'autre indirect et par l'intermédiaire du cerveau ; en

sorte que la mort de ces organes, à la suite des lésions du premier, arrive médiatement et immédiatement. » (p.190)

L'expression de Bichat paraît ici embarrassée : la mort du cœur arrête l'oxygénation du sang, ce qui supprime toute vie dans tous les organes.

Article V - *De l'influence que la mort du cœur exerce sur la mort générale*

Toute la vie animale est subitement anéantie dès la mort du cœur (plus de locomotion, plus de sensations, plus de voix). « L'homme, à l'instant où son cœur est mort, cesse d'exister pour ce qui l'environne. » (p. 195)

Puis la vie organique s'interrompt : plus de circulation, plus de respiration. « La mort générale se continue ensuite d'une manière graduée, par l'interruption des sécrétions, des exhalations et de la nutrition. » (p. 196)

Les vives passions ou impressions peuvent provoquer un arrêt cardiaque, donc la mort. Suit un long développement sur les syncopes dont les victimes peuvent survivre. La syncope qui succède aux passions n'affecte que secondairement le cerveau ; son siège est le cœur, premier touché, mais qui peut continuer à vivre quand le cerveau fonctionne encore assez pour exciter les muscles respiratoires.

Article VI - *De l'influence que la mort du poumon exerce sur celle du cœur*

La mort du poumon peut résulter soit de l'interruption des phénomènes mécaniques (arrêt des mouvements respiratoires) soit de l'arrêt des phénomènes chimiques qui s'y déroulent (oxygénation du sang noir).

L'interruption des phénomènes mécaniques est sans conséquence sur la circulation du sang. Cette expérience de Bichat le prouve :

> « Prenez un animal quelconque, un chien par exemple, adaptez à sa trachée-artère mise à nu et coupée transversalement, le tube d'une seringue à injection ; retirez

subitement, en faisant le vide avec celle-ci, tout l'air contenu dans le poumon ; ouvrez en même temps l'artère carotide. [...] Le sang continue encore quelque temps à être lancé avec force par l'artère ouverte et par conséquent à circuler à travers le poumon affaissé sur lui-même. » (p. 207)

La conclusion de cette expérience, c'est que les vaisseaux pulmonaires, qu'ils soient libres ou aplatis sur eux-mêmes, ne constituent aucun obstacle à l'activité du cœur. En revanche, l'interruption des phénomènes chimiques se déroulant dans le poumon, c'est-à-dire la non-oxygénation du sang noir, entraîne la mort de tous les organes, y compris celle du cœur. Porté dans le muscle cardiaque par les artères coronaires, le sang noir empêche la contraction des "fibres musculaires" du myocarde, nous dit Bichat :

> « Asphyxiez un animal en bouchant sa trachée-artère, en le plaçant dans le vide, en ouvrant sa poitrine, en le plongeant dans le gaz carbonique, etc., vous observerez constamment que la vie animale s'interrompt d'abord [plus de sensations, plus de locomotion, plus de voix] mais qu'au dedans le cœur bat encore quelque temps, que le pouls se soutient, etc. [...]
>
> Il suit de là que les différents organes ne cessent pas d'agir, dans l'asphyxie, parce que le cœur n'y envoie plus de sang, mais parce qu'il y pousse un sang qui ne leur est pas habituel [nous dirions aujourd'hui qui ne leur apporte aucune énergie, par manque d'oxygène pour la combustion des sucres]. » (p. 215)

Bichat propose de conclure « que le cœur cesse d'agir lorsque les phénomènes chimiques du poumon sont interrompus, parce que le sang noir qui pénètre les fibres charnues n'est point propre à entretenir leur action. » (p. 219) Dans cette partie de ses recherches physiologiques sur la mort, Bichat s'arrête longuement sur l'état des poumons (affaissés, bruns), du cœur ou des viscères abdominaux (leur volume, leur couleur) dans les cadavres, résultant soit d'une pendaison, soit d'une asphyxie, soit d'une noyade des défunts.

Article VII - *De l'influence que la mort du poumon exerce sur celle du cœur*

Article VIII - *De l'influence que la mort du poumon exerce sur celle de tous les organes*

Dans ces deux articles, Bichat démontre sans relâche que c'est l'oxygénation qui ne se fait plus dans le poumon mort, ce qui aboutit à ce que seul du sang noir irrigue tout le corps, que seule cette interruption des réactions chimiques se déroulant habituellement dans les poumons, entraîne la mort de tous les organes, à commencer par celle du cerveau.

Voici une expérience de Bichat qui a été, depuis 1801, mille fois répétée en démonstration pour les étudiants :

> « J'ai ouvert sur un animal la carotide [artère] et la jugulaire [veine] ; j'ai reçu dans une seringue, chauffée à la température du corps, le fluide que versait cette dernière [la veine] et je l'ai injecté au cerveau par la première [l'artère carotide, voir la figure19] que j'avais liée du côté du cœur pour éviter l'hémorragie. Presque aussitôt l'animal s'est agité ; sa respiration s'est précipitée ; il a paru dans des étouffements analogues à ceux que détermine l'asphyxie ; bientôt il en a présenté tous les symptômes ; la vie animale s'est suspendue entièrement ; le cœur a continué à battre encore, et la circulation à se faire pendant une demi-heure, au bout de laquelle la mort a terminé aussi la vie organique. » (p. 239)

Bichat peut répéter cette expérience en faisant passer le sang noir veineux d'un animal à un autre, qui meurt à son tour. Pourquoi le sang noir est-il funeste au cerveau d'abord, à tous les organes ensuite ? se demande Bichat. «Là commencent les conjectures ; elles sont toujours le terme où je m'arrête. » (p. 241) Saluons cette honnêteté. Bichat ouvre un champ de recherches aux physiologistes qui viendront après lui. [On sait aujourd'hui que le sang noir n'apporte jamais l'oxygène nécessaire à tous les organes.]

Article IX - *De l'influence que la mort du poumon exerce sur la mort en général*

Cet article répète les conclusions précédentes. Les considérations sur les différentes formes d'asphyxie sont largement développées. On sait que les Anciens (notamment Hippocrate ou Galien) pensaient que de l'air circulait dans les artères. Bichat écrit encore, à la page 300 de son ouvrage : « Il paraît très certain qu'une portion de l'air qu'on respire passe dans le sang, et que, se combinant avec lui, il sert à sa coloration. » L'absence d'usage du microscope fait que jamais Bichat ne fait la moindre allusion aux globules rouges du sang. Pourtant ces hématies du sang humain avaient été découvertes en 1674 par Antonie van Leeuwenhoeck qui les avait décrites dans une lettre adressée de Delft aux *Philosophical Transactions of the Royal Society of London :* « J'ai observé le sang de ma main et j'ai trouvé qu'il consiste en des globules rouges nageant dans un liquide clair [...]. La taille des globules rouges est 25.000 fois plus petite que celle d'un grain de sable[68]. » Quel dommage que Bichat ne se soit pas intéressé aux découvertes d'Antonie van Leeuwenhoeck !

Article X - *De l'influence que la mort du cerveau exerce sur celle du poumon*

Le cerveau n'a aucune influence directe sur le poumon ; il agit indirectement en paralysant, par sa mort, les mouvements respiratoires, si bien que le sang noir, non oxygéné, envahit l'organisme. Bichat débouche sur cette conclusion :

---

[68] J.F. Lesesve, Antonie van Leeuwenhoeck, le découvreur des globules rouges, *Revue de Biologie médicale,* 354, 51-59, 2020.

« La respiration est une fonction mixte, placée, pour ainsi dire, entre les deux vies auxquelles elle sert de point de contact, appartenant à l'animale par ses fonctions mécaniques, et à l'organique par ses fonctions chimiques. Voilà pourquoi, sans doute, l'existence du poumon est autant liée à celle du cerveau qui est le centre de la première, qu'à celle du cœur qui est comme le foyer de la seconde. » (p. 330)

Article XI - *De l'influence que la mort du cerveau exerce sur celle du cœur*

Le cœur ne bat plus dès que le cerveau est mort : cela ne veut nullement dire que le cerveau a une influence directe sur le cœur [pas de nerfs par exemple du cerveau au cœur, à l'exception du *nerf vague*, innervant la crosse de l'aorte, sans doute mal connu de Bichat, et qui est un régulateur du rythme cardiaque].

« Les phénomènes nombreux de l'apoplexie, écrit Bichat, de l'épilepsie, de la catalepsie, du narcotisme [addiction aux narcotiques], de la commotion, etc. phénomènes qui ont leur source principale dans le cerveau, me paraissent jeter un grand jour sur l'indépendance actuelle où le cœur est de cet organe. [Dans tous les phénomènes morbides cités, le patient survit.]» (p. 333)

D'ailleurs les filets nerveux (extrinsèques) qui touchent le cœur viennent des ganglions des systèmes sympathique et parasympathique, relativement indépendants du cerveau (figure 21). Bichat n'a jamais pu exciter électriquement ("par des phénomènes galvaniques" dit-il), par des nerfs, le cœur arrêté des guillotinés dont il a pu disposer trente minutes après leur exécution. Il en conclut :

« la mort [du cœur] qui succède aux lésions graves du cerveau a donc beaucoup d'analogie avec celle des différentes asphyxies [dues au sang noir]. » (p. 343) Le poumon est donc l'organe intermédiaire dont la mort entraîne celle du cœur. »

Les fonctions des organes de la vie animale s'interrompent dès que le cerveau meurt. Les fonctions des organes de la vie organique ne sont pas directement sous la dépendance du cerveau et leur arrêt « ne saurait immédiatement dériver de la mort de cet organe. » (p. 349)

Article XII - *De l'influence que la mort du cerveau entraîne sur celle de tous les organes.*

Dans le sommeil, la vie organique (la digestion, par exemple) continue. Très démonstratif de ce fait est le long sommeil des animaux qui hibernent. Les polypes coralliens sans cerveau ont une vie organique normale. D'ailleurs le foie, les reins, le pancréas, ne reçoivent pas de filets nerveux venant du cerveau ; leur innervation provient des chaînes de ganglions des systèmes sympathiques ou parasympathiques (Figure 21). D'ailleurs l'excitation électrique des nerfs de ces systèmes ganglionnaires, pense à tort Bichat, ne produit aucun effet visible sur les viscères (expériences sur les guillotinés). Les essais électriques donnent le même résultat sur les animaux à sang chaud (comme le chien) et les animaux à sang froid (comme la grenouille).

> « Puisque la vie organique ne cesse pas immédiatement par la cessation de la vie cérébrale, il y a donc des agents intermédiaires qui déterminent, par leur mort, cette cessation. Or ces agents sont principalement, comme dans la mort du cœur par celle du cerveau, les agents mécaniques de la respiration. » (p. 363) À nouveau c'est le défaut d'oxygène dans le sang noir qui provoque la mort des organes de la vie organique.

Bichat a fait des observations directes de l'interruption de la respiration sur des pendus.

Il en arrive maintenant à la comparaison des événements qui se produisent dans les trois genres de morts étudiés :

1°) mort par arrêt du cerveau ou par paralysie des mouvements respiratoires du poumon : le sang noir envahit tout le système circulatoire ; mort finale par arrêt du cœur : les vaisseaux contiennent encore en partie du sang rouge (primitivement oxygéné dans le poumon) ;

2°) mort par arrêt de fonctionnement du cerveau ou du poumon : la circulation subsiste encore quelque temps ; mort finale par arrêt du cœur : la circulation cesse immédiatement ;

Figure 21. Système nerveux central et périphérique

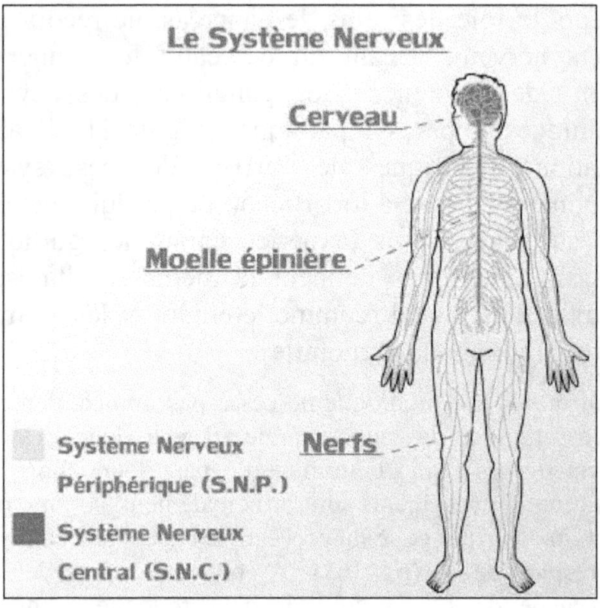

3°)

« c'est bien à cause de l'absence de son mouvement général, que le sang cesse d'entretenir la vie des organes, lorsque leur mort dépend de celle du cœur ; c'est bien en partie de cette manière, mais aussi c'est principalement par la nature des éléments qui composent le sang [on dirait aujourd'hui par l'absence d'oxygène porté par les globules rouges (l'oxyhémoglobine)] que ce fluide ne peut plus animer l'action même des organes, quand leur mort dérive de celle du poumon ou du cerveau. » (p. 367)

Article XIII - *De l'influence que la mort du cerveau exerce sur la mort générale*

Bichat résume ainsi le déroulement de la mort générale qui commence au cerveau :

> « 1°) Anéantissement de l'action cérébrale. 2°) Cessation subite des sensations et de la locomotion volontaire. 3°) Paralysie simultanée du diaphragme et des intercostaux. 4°) Interruption des phénomènes mécaniques de la respiration, de la voix par conséquent. 5°) Annihilation des phénomènes chimiques. 6°) Passage du sang noir dans le système à sang rouge. 7°) Ralentissement de la circulation par le contact de ce sang [noir]sur le cœur et les artères, et par l'immobilité absolue où se trouvent toutes les parties, la poitrine en particulier. 8°) Mort du cœur et cessation de la circulation générale. 9°) Interruption simultanée de la vie organique, surtout dans les parties où pénètre habituellement le sang rouge. 10°) Abolition de la chaleur animale qui est le produit de toutes les fonctions. 11°) Terminaison consécutive de l'action des organes blancs, qui sont plus lents à mourir que toutes les autres parties parce que les sucs qui les nourrissent sont plus indépendants de la grande circulation. » (p. 370)

L'importance des Recherches physiologiques sur la vie et la mort :

La publication de cet ouvrage de Bichat eut un succès retentissant. Son influence fut grande sur les travaux des biologistes ou naturalistes du XIXe siècle, sur les réflexions des philosophes également.

Soulignons d'abord la hardiesse – souvent mal comprise, par Magendie (1783-1855) par exemple – de l'association des recherches sur la vie et la mort. Mais dès 1809, Jean-Baptiste Lamarck (1744-1829), suivait Bichat dans sa *Philosophie zoologique*[69], en décrivant ainsi les êtres vivants :

> « Les êtres ou corps vivants [...] ont, comme tout le monde le sait, la faculté de se nourrir, de se développer, de se reproduire, et sont nécessairement assujettis à la mort. » (p. 124)

> « Lorsque, dans un corps vivant, des altérations et des dérangements, soit dans l'ordre, soit dans l'état de ses parties, sont assez considérables pour ne plus permettre à ces mêmes parties d'obéir à la cause excitatrice, et de produire les mouvements organiques, la *vie* s'éteint aussitôt dans ce corps, et dès lors il cesse d'être au nombre des corps vivants. » (p. 338)

> « Le dérangement qui produit la mort peut donc être opéré dans un corps vivant par différentes causes accidentelles ; mais la nature la forme nécessairement elle-même au bout d'un temps quelconque ; et en effet, c'est le propre de la vie de mettre insensiblement les organes hors d'état d'exécuter leurs fonctions et par là d'amener inévitablement la mort. » (p. 338)

On notera que Lamarck ne s'arrête pas, comme Bichat l'avait fait, aux seules causes accidentelles et subites de la mort ; il envisage aussi la mort naturelle, liée au vieillissement. Dans la philosophie des XVIIIe et XIXe siècles, la "mort subite" autrefois envisagée comme une issue fatale de l'existence, a été remplacée par le sentiment prégnant de la « mortalité des hommes, des êtres vivants en général. »

> « La mort a été alors remplacée par la *mortalité en général*, c'est-à-dire que le sentiment de la mort, autrefois concentré dans la réalité historique de son "heure", était désormais

[69] J.B. Lamarck, *Philosophie zoologique*, réédition G-F Flammarion, Paris, 1994, 718 pages.

dilué dans la masse entière de la vie, et perdait ainsi toute son intensité[70]. » (II, p. 26)

L'article « Mort » de l'*Encyclopédie*[71] par Menuret de Chambaud (1739-1815) avait déjà pris acte de ce changement :

> « La séparation de l'âme d'avec le corps, mystère peut-être plus incompréhensible que son union, est un dogme théologique certifié par la Religion, et par conséquent incontestable, mais nullement conforme aux lumières de la raison, ni appuyé sur aucune observation de la Médecine [...] Dans cet article nous nous bornerons à décrire les changements qui arrivent au corps et qui seuls tombent sous les sens. [...] » (p. 718)
>
> « On peut compter quatre espèces, quatre causes générales de *mort* ou quatre façons particulières de mourir : 1°) la *mort naturelle* ou de vieillesse ; 2°) la *mort violente* ; 3°) la *mort subite* ; 4°) la *mort de maladie* [...].
>
> 1°) La mort de vieillesse est celle qui arrive naturellement aux vieillards décrépits, par le défaut des organes propres à cet âge, indépendamment de toute maladie étrangère. [...] Il reste à déterminer quelle est la cause de cette extinction.
>
> On trouve dans la structure du corps humain et dans l'examen de ses propriétés, des raisons très simples de cette mort : on n'a qu'à observer les changements qui arrivent dans l'organisation du corps et dans le mécanisme des fonctions lorsque l'âge augmente, on verra que depuis le premier instant que l'on commence à vivre, les fibres deviennent plus fortes, plus serrées, moins sensibles, moins irritables. Dans la vieillesse la plupart des vaisseaux s'oblitèrent [...] la circulation est plus lente, plus faible [...]

---

[70] Philippe Ariès, *L'homme devant la mort*, Colin, réédition Points-Seuil, 1977, 2 volumes.

[71] *Encyclopédie ou Dictionnaire raisonné des Sciences, des Arts et des Métiers*, S. Faulche, Neuchâtel, Tome X, 1765 (Édition numérisée par l'Académie des Sciences).

jusqu'à ce que la sensibilité du cœur soit entièrement détruite, les forces tout à fait épuisées, le mouvement de cet organe cesse, et les vieillards meurent sans presque s'en apercevoir. [...] Chaque moment de la vie prépare et prédispose à la mort. » (p. 741)

Notons que pour notre encyclopédiste, la mort naturelle n'est plus séparation instantanée de l'âme et du corps mais extinction progressive des fonctions physiologiques du corps. Pour Bichat aussi, l'essentiel est l'abandon du dualisme vie/mort. Mais parce qu'il veut faire des expériences pour justifier ses affirmations, Bichat ne peut étudier la mort naturelle et il ne fera des recherches physiologiques que sur les effets des morts violentes. Les causes de la mort ne l'intéressent pas ; dans ses propres expériences, c'est lui-même qui provoque la mort. Ce que Bichat a pu suivre, c'est l'enchaînement des paralysies touchant les diverses fonctions après la mort provoquée d'un seul organe. « L'investigation expérimentale de la mort montre – en les annihilant – les conditionnements inter-organiques qui constituent la vie. »[72]

Laissons, comme très souvent, Michel Foucault donner une dernière appréciation sur le chef-d'œuvre de Bichat :

« Bichat ne pensait la vie que dans son rapport à la mort [...]. « Mais Bichat a fait plus que de libérer la médecine de la peur de la mort. Il a intégré cette mort dans un ensemble technique et conceptuel où elle prend des caractères spécifiques et sa valeur fondamentale d'expérience. Si bien que la grande coupure, dans l'histoire de la médecine occidentale, date précisément du moment où l'expérience clinique est devenue le regard anatomo-clinique. [...] [En décidant d'ouvrir les cadavres pour trouver l'origine des maladies], la nuit vivante se dissipe à la clarté de la mort[73]. » (p. 149)

[72] P. Hunemann, *Bichat : la vie et la mort*, opus cité, p. 69.
[73] M. Foucault, *Naissance de la clinique*, opus cité.

CHAPITRE 7

Le *Traité d'Anatomie descriptive* (1801-1802)

Les deux co-auteurs de ce traité[74], qui ne put être achevé par Xavier Bichat, sont ses collaborateurs Matthieu François Régis Buisson (1776-1805) et Philippe Joseph Roux (1780-1854). Voici ce qu'ils déclarent en avant-propos de l'ouvrage :

> « Après avoir, dans son *Anatomie générale*, considéré isolément et abstraitement les divers tissus dont la réunion constitue les organes du corps humain, et démontré les différences que présentent ces systèmes élémentaires, Bichat se trouvait naturellement conduit de cette étude des tissus généraux à celle des tissus qui constituent tel ou tel_organe en particulier : il entreprit son *Anatomie descriptive* (Figure 22), et déjà il avait fait imprimer les deux premiers volumes et presque achevé le troisième, lorsque la mort le surprit au milieu de ses immenses travaux. »

Dans le long *Discours préliminaire* de 27 pages que Bichat a placé au début du *Traité d'Anatomie descriptive*, quelques remarques générales sur l'état de l'anatomie (et de l'histologie, en vérité) méritent d'être citées.

---

[74] Xavier Bichat, *Traité d'anatomie descriptive*, Gabon, Chaudé, Paris, 1829, 5 volumes

« Toutes les sciences physiques ont un but commun, déclare Bichat, la connaissance de la nature. […] Les unes, basées sur l'observation, ne composent et ne s'agrandissent que des faits fournis par elle ; les autres, entièrement fondées sur le raisonnement, n'ont que lui comme moyen de perfection. […] Lenteur dans la marche, aridité dans l'étude, solidité dans les principes, sûreté dans les résultats : ce sont là les attributs des sciences d'observation. Promptitude à rechercher le vrai, et souvent à le découvrir, danger fréquent de rencontrer le faux : c'est l'apanage des sciences du raisonnement. » (p. v)

Figure 22. Page-titre du *Traité d'Anatomie descriptive*

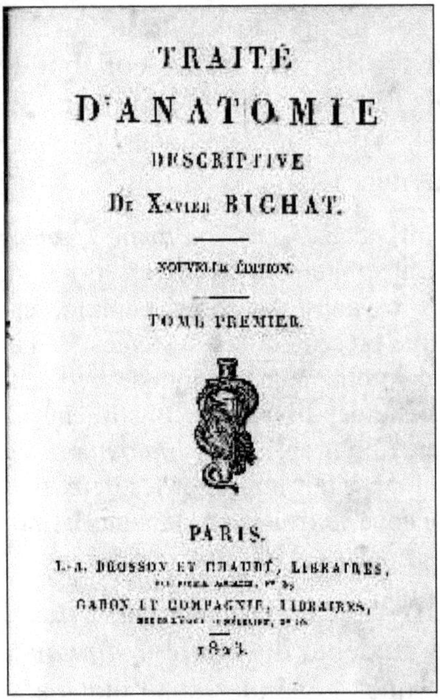
TRAITÉ
D'ANATOMIE
DESCRIPTIVE
De Xavier BICHAT.

NOUVELLE ÉDITION.

TOME PREMIER.

PARIS.
J.-A. BROSSON ET CHAUDÉ, LIBRAIRES,
GABON ET COMPAGNIE, LIBRAIRES,
1823.

Dans l'histoire de la médecine, comme nous l'avons déjà indiqué, anatomie et physiologie furent longtemps séparées. « Les dépouilles de la mort furent le domaine de l'anatomiste ; le physiologiste eut en partage les phénomènes de la vie ; comme si, s'exclame Bichat, les travaux de l'un n'étaient pas immédiatement enchaînés aux recherches de l'autre [...] » (p.vj) Cette distinction entre les deux domaines s'est progressivement effacée, constate Bichat.

L'auteur donne ensuite la liste des 21 tissus fondamentaux[75], établie dans son *Anatomie générale* de 1801 ; ces tissus se combinent (quatre à quatre, cinq à cinq, six à six, etc. nous dit Bichat) pour former les organes dont les descriptions sont l'objet de son *Anatomie descriptive*. Bichat donne l'exemple de l'estomac : « l'estomac est un mélange de tissu muqueux en dedans, séreux en dehors, musculaire organique au milieu. » Assemblage de tissus aussi dans le poumon, les os, les articulations, etc. On trouve en plus, dans tous les organes, des vaisseaux sanguins et des nerfs. Les organes s'assemblent en appareils pour remplir les grandes fonctions : digestion, locomotion, respiration, etc. (Voir les figures 23 et 24).

Dans tous ces assemblages, les propriétés fondamentales de chaque tissu ne changent pas. Les tissus sont analogues aux éléments du chimiste qui s'assemblent en molécules. « L'Anatomie générale, déclare Bichat, est dans ce rapport une introduction essentielle à l'Anatomie descriptive. » (p. xij) Bichat, mort en 1802, ne verra pas hélas ! la naissance de la biologie cellulaire de Schleiden et Schwann, datant de 1835.

Bichat récuse ensuite les divisions traditionnelles de l'anatomie descriptive : ostéologie, myologie, angiologie [les vaisseaux], névrologie et splanchnologie [examen des viscères par régions : tête, cou, thorax, abdomen]. Bichat s'insurge : peut-on séparer le cœur des vaisseaux, la bouche de l'estomac, etc. ? Aujourd'hui, estime-t-il, ce sont les grandes fonctions physiologiques qui doivent servir de guides pour décrire les appareils qui les exécutent. Xavier Bichat reconnaît qu'Albrecht von Haller

---

[75] Voir ci-dessus p.88.

(1708-1777), Samuel Sommering (1755-1830), Georges Cuvier (1769-1832) et André Duméril (1744-1860) ont été des précurseurs de son anatomie physiologique.

Voici le plan de travail de Bichat :

> « Je divise donc les appareils en trois : 1°) ceux de la vie animale, qui sont destinés à mettre l'animal en rapport avec les corps extérieurs, à recevoir l'impression de ces corps, à l'en éloigner ou le rapprocher, etc. ; 2°) ceux de la vie organique, qui ont spécialement pour usage de composer et de décomposer le corps, de lui enlever les matériaux qui l'ont formé pendant un certain temps, et de lui en fournir de nouveaux ; 3°) ceux de la génération qui, purement relatifs à l'espèce, sont, pour ainsi dire, étrangers à l'individu que les deux premières classes d'appareils regardent exclusivement. » (p. xiv)

Les figures 23 et 24 montrent le tableau construit par Bichat pour distinguer les sous-divisions des appareils anatomiques. Mais l'auteur souligne le caractère quelque peu artificiel de ces classifications : dans le corps, tous les appareils physiologiques fonctionnent simultanément et un même organe peut avoir plusieurs fonctions.

Figure 23. Appareils physiologiques de la reproduction

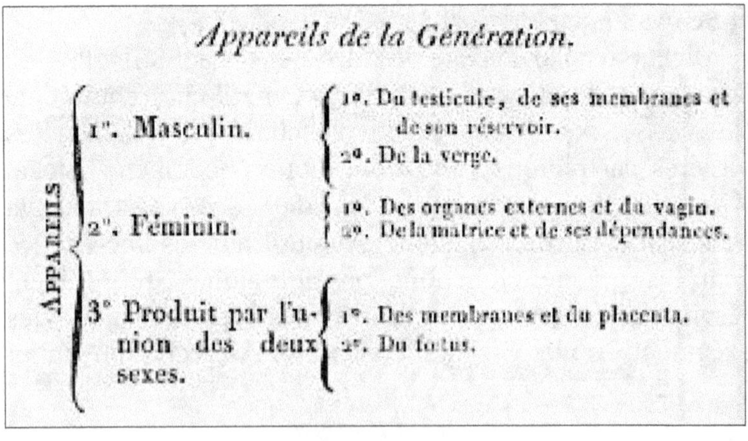
Appareils de la Génération.

APPAREILS

1°. Masculin.
- 1°. Du testicule, de ses membranes et de son réservoir.
- 2°. De la verge.

2°. Féminin.
- 1°. Des organes externes et du vagin.
- 2°. De la matrice et de ses dépendances.

3° Produit par l'union des deux sexes.
- 1°. Des membranes et du placenta.
- 2°. Du fœtus.

Enfin Bichat insiste comme toujours sur la nécessité absolue de la dissection des cadavres :

« Il faut voir la nature, et non pas l'apprendre [dans les livres]. (p.xxv)

« Disséquer en anatomie, faire des expériences en physiologie, suivre les malades et ouvrir les cadavres en médecine, c'est là une triple voie hors de laquelle il ne peut y avoir d'anatomiste, de physiologiste ni de médecins. » (p. xxvj)

Figure 24. Appareils physiologiques de la vie animale ou organique

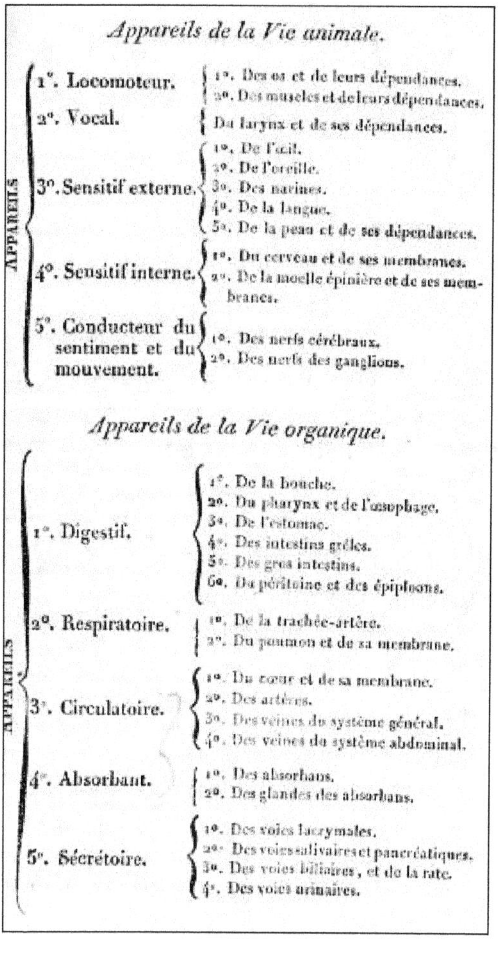

Appareils de la Vie animale.

APPAREILS

1°. Locomoteur. — 1°. Des os et de leurs dépendances. 2°. Des muscles et de leurs dépendances.
2°. Vocal. — Du larynx et de ses dépendances.
3°. Sensitif externe. — 1°. De l'œil. 2°. De l'oreille. 3°. Des narines. 4°. De la langue. 5°. De la peau et de ses dépendances.
4°. Sensitif interne. — 1°. Du cerveau et de ses membranes. 2°. De la moelle épinière et de ses membranes.
5°. Conducteur du sentiment et du mouvement. — 1°. Des nerfs cérébraux. 2°. Des nerfs des ganglions.

Appareils de la Vie organique.

APPAREILS

1°. Digestif. — 1°. De la bouche. 2°. Du pharynx et de l'œsophage. 3°. De l'estomac. 4°. Des intestins grêles. 5°. Des gros intestins. 6°. Du péritoine et des épiploons.
2°. Respiratoire. — 1°. De la trachée-artère. 2°. Du poumon et de sa membrane.
3°. Circulatoire. — 1°. Du cœur et de sa membrane. 2°. Des artères. 3°. Des veines du système général. 4°. Des veines du système abdominal.
4°. Absorbant. — 1°. Des absorbans. 2°. Des glandes des absorbans.
5°. Sécrétoire. — 1°. Des voies lacrymales. 2°. Des voies salivaires et pancréatiques. 3°. Des voies biliaires, et de la rate. 4°. Des voies urinaires.

Voici le plan de cette *Anatomie descriptive* :

Premier volume : Appareils de la vie animale

Appareil de locomotion

Ostéologie : Crâne, Face, Colonne vertébrale, Bassin, Poitrine,

Membres (y compris les articulations)

Deuxième volume : Myologie

Muscles de la tête, du crâne, de la face, des maxillaires, du pharynx, de la poitrine, de l'abdomen, des membres (bras, main, jambe, pied)

Appareil de la voix (larynx)

Appareil des sensations (muscles oculaires, de la bouche, des narines)

Troisième volume : Appareil des sens internes :

C'est l'appareil le plus important de la vie animale [système nerveux central]

Cerveau, cervelet

Nerfs crâniens, nerfs rachidiens (plexus brachial, plexus lombo-abdominal)

Appareils de la vie organique

Ils sont divisés en cinq ordres : digestion, respiration, circulation, absorptions-exhalations, sécrétions.

Pour remplir ces fonctions « tous ces appareils se rapprochent par des caractères généraux de forme, de disposition, etc. ... » (p. 409)

Pharynx, Estomac, Œsophage, Intestins....

Quatrième volume : Poumons Cœur, Système artériel, (Aorte...), Système veineux (Veines Cave...)

Appareil absorbant

> « L'appareil absorbant se compose d'une multitude de vaisseaux ténus qui, nés des surfaces membraneuses et du tissu interne des organes, ont pour fonction de transmettre, dans le système à sang noir, et les fluides exhalés et les molécules qui ont servi pendant quelque temps à la nutrition. » (p. 441)

À cet appareil appartiennent les vaisseaux lactés chylifères ou les ganglions lymphatiques

Vaisseaux lymphatiques (conduits thoraciques)

Cinquième volume : Appareil des sécrétions

Glandes lacrymales, salivaires, Vésicule biliaire, Pancréas, Voies urinaires

Appareils de la Génération

Du Fœtus et de ses dépendances, Thymus, capsules surrénales.

> « Caractères généraux des appareils de la vie organique.
>
> Proportion des appareils de la vie organique et de ceux de la vie animale. »
>
> On a déjà vu que les appareils de la vie animale « l'emportent beaucoup par le nombre, et il nous suffit ici d'observer la raison de cette différence. Les appareils de la vie extérieure sont en effet ceux qui concourent essentiellement à constituer l'homme, pace qu'ils sont immédiatement soumis à l'intelligence, destinés soit à exécuter ses ordres, soit à servir à son expression. Ceux de la vie organique sont, au contraire, uniquement destinés à la conservation organique, soit en préparant et en employant les substances venues du dehors pour servir à la réparation, soit en rejetant au dehors les substances qui pendant quelque temps ont servi à la composition des organes. Or les actions infiniment variées dont l'intelligence est le principe exigeaient un grand nombre de moyens ; tandis que le travail réparateur, moins compliqué et plus uniforme, demandait des moyens moins démultipliés. » (p. 410)

Les cinq volumes contiennent, à la suite les unes des autres, les descriptions détaillées des différents appareils On pourrait regretter qu'il n'y ait aucune figure, aucune planche gravée, dans le *Traité d'anatomie descriptive.* Chaque partie du *Traité* est précédée de considérations générales. Par exemple dans le volume 1 :

« § I - Proportion des appareils de la vie animale sur ceux de la vie organique

Les cinq ordres d'appareils forment par leur ensemble une masse bien plus considérable que la masse des appareils de la vie organique, lesquels, concentrés spécialement dans la poitrine et dans l'abdomen, n'envoient dans les autres parties que des prolongements très inférieurs en volume à ceux qui appartiennent à la vie animale. » (p. 3)

« § II - Caractères généraux des appareils de la vie animale

Tous les appareils de la vie animale ont des caractères très différents de ceux de la vie organique, dans l'homme et dans toutes les espèces voisines de l'homme.

1) Ils sont symétriques (os, organes des sens, nerfs cérébraux)

Bichat fait la supposition que cette symétrie résulte de l'accolement, sur la ligne médiane, de deux moitiés identiques, primitivement indépendantes.

« Ce qui fait naître ce soupçon, écrit-il, c'est que 1°) les maladies des nerfs présentent seules cette division bien réelle, où un côté peut être affecté, l'autre restant intact. [...Exemple : l'hémiplégie, droite ou gauche, selon les cas.] 2°) Lorsque les ligaments, les cartilages, servent à la vie organique, comme par exemple à l'extrémité de la trachée-artère, ils deviennent irréguliers [...]. » (p. 7)

2) Leur fonctionnement est identique d'un côté ou de l'autre du corps (organes des sens en particulier).

3) Rareté de leurs affections comparées à celles de la vie organique.

Viennent ensuite, dans le volume I, les descriptions de tous les os du squelette. Après avoir indiqué que les os plats du crâne se développent à partir de centres osseux situés au milieu des membranes présentes initialement sur la tête des bébés, Bichat décrit ainsi les fontanelles, à la page 56 du volume 1 : « Comme les angles d'un os plat sont les points les plus éloignés de son centre, on conçoit que les rayons osseux ne peuvent y parvenir que tard, et qu'en conséquence dans les endroits où plusieurs de angles tendent à se réunir, il doit y avoir des espaces membraneux plus grands : c'est ce qui forme les fontanelles. On en distingue six, deux en haut sur la ligne médiane, et deux en bas sur chaque côté.

Des deux d'en haut, l'antérieure assez large se trouve à la réunion des pariétaux et du coronal ; elle a la forme d'un losange dont l'angle antérieur droit serait très allongé. La postérieure qui est bien plus petite et de forme triangulaire, résulte du concours de l'occipital avec les pariétaux. »

Les descriptions des fontanelles se poursuivent encore sur une page entière du premier volume. Il paraît évident qu'une figure (telle la figure 25) rendrait la compréhension de ces descriptions beaucoup plus faciles à lire.

Figure 25. Figure des fontanelles

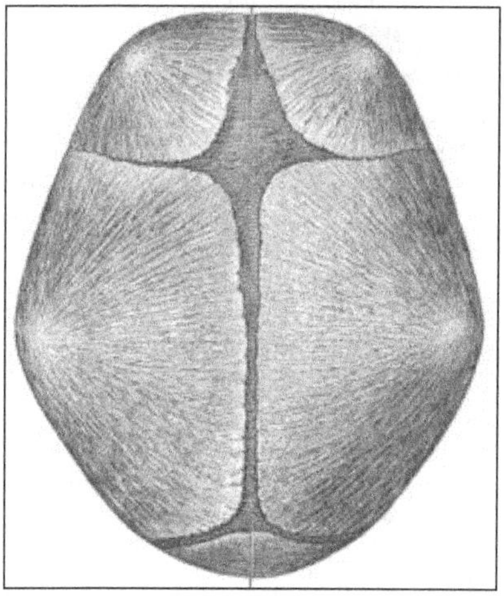

Nous prendrons un deuxième exemple pour illustrer cette anatomie descriptive : la description du cœur au volume IV (p. 89).

« Elle comprend réellement la moitié de l'organe. Bornée à gauche par les rainures des deux faces, à droite et en bas par le bord mince du cœur, elle finit en haut d'un côté à la réunion des deux veines caves, de l'autre à l'origine de l'artère pulmonaire, en bas au sommet du cœur dont elle ne comprend qu'une petite partie. Ainsi elle s'étend beaucoup plus en devant qu'en arrière, en sorte que le cœur se trouve divisé obliquement suivant son épaisseur et non suivant sa largeur.

Cette partie droite résulte de deux portions formant deux cavités distinctes, l'une nommée oreillette, l'autre ventricule. »

À nouveau nous pourrons constater que l'absence d'illustration gêne considérablement la compréhension de la description littérale : la figure 26, par exemple, aide beaucoup à comprendre le texte du *Traité* de Bichat.

Figure 26. Une illustration moderne de l'anatomie du cœur (en coupe)

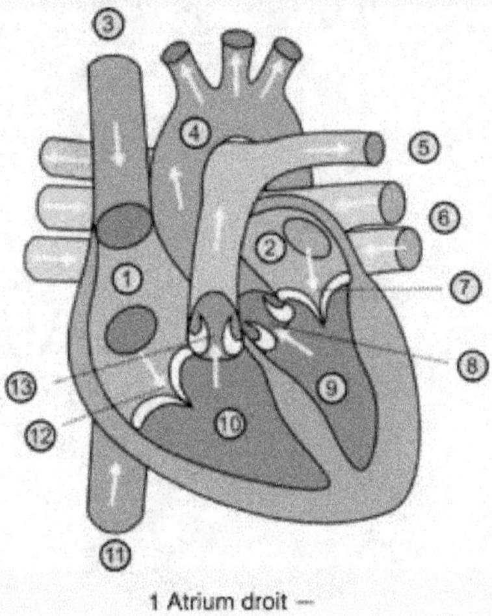

1 Atrium droit — 2 Atrium gauche — 3 Veine cave supérieure — 4 Aorte — 5 Artère pulmonaire — 6 Veine pulmonaire — 7 Valve mitrale — 8 Valve aortique — 9 Ventricule gauche — 10 Ventricule droit — 11 Veine cave inférieure — 12 Valve tricuspide — 13 Valve sigmoïde (pulmonaire).

Le *Traité d'anatomie descriptive* est peu utilisé aujourd'hui par les étudiants en médecine, principalement à cause de l'absence d'illustrations dans ce traité.

Malgré cette absence d'illustrations, le tome 1 de cette *Anatomie descriptive*, le seul entièrement rédigé par Bichat, contient quelques indications sur la façon dont l'auteur concevait l'utilité de l'anatomie pathologique pour comprendre le déroulement des affections ou maladies : prenons, en premier exemple, le cas où le haut du crâne a reçu un coup violent. Voilà quelles sont les traductions anatomiques de ce coup, selon Bichat (Tome 1, p. 61-62, reproduites ci-dessous) : les différentes fractures que l'on peut observer lorsqu'on ouvre le cadavre s'expliquent très bien en considérant le détail de l'arrangement des os du crâne (révélé par l'étude anatomique très fine) ; on peut même expliquer par cette anatomie les saignements observés.

> « La voûte étant susceptible de recevoir des chocs dans tous les sens, en haut, sur les côtés, en avant et en arrière, examinons ce qui s'y passe dans chacun de ces cas.
>
> Supposons d'abord un coup porté sur le sommet, par la chute d'un corps grave [...] ; voici ce qui arrive dans ce cas : le mouvement se divise et se propage sur tous les points, sur les côtés, en avant et en arrière. La portion qui agit latéralement tend à écarter en dehors les pariétaux ; mais la suture pariétale qui unit ces os est très solide [...] ; en sorte que tout l'effort latéral vient se concentrer sur la ligne médiane de la base du crâne. C'est aussi le point où aboutit la portion postérieure du mouvement qui suit la direction de l'occipital [...]. Quant à la portion antérieure, c'est le frontal qui la transmet : une partie se perd dans la face [...]. Il ne faut pas s'étonner, d'après cela, que malgré la perte qu'a éprouvée le mouvement dans sa propagation, on observe si fréquemment des fractures à la base du crâne, et surtout au rocher, dans les coups violents portés sur la voûte. »

Prenons un deuxième exemple : la déformation de la colonne vertébrale avec l'âge (Tome 1, p.160).

« Ce n'est que peu à peu que la colonne vertébrale parvient à l'état que nous avons décrit dans l'adulte. Voici ce qu'elle devient chez le vieillard.

Les substances intervertébrales s'affaissent, se racornissent pour ainsi dire, elles diminuent un peu d'épaisseur ; quelquefois, mais assez rarement cependant, elles se pénètrent de phosphate calcaire, et alors un nombre plus ou moins grand de vertèbres devient continu. Le plus communément à cet âge la colonne vertébrale éprouve une remarquable inflexion en devant. Il paraît que cette inflexion dépend de la faiblesse que les muscles postérieurs de l'épine contractent par l'effet de l'âge. »

À nouveau, on constate que l'anatomie combinée des os de la colonne vertébrale avec celle des muscles qui s'y rattachent permettent d'expliquer les inclinations et déformations constatées chez le vieillard. Quel dommage que Bichat n'ait pas pu poursuivre cette anatomie descriptive appliquée à la médecine ! Ses successeurs, Buisson et Roux, sont revenus à l'anatomie classique, descriptive dans le plus grand détail certes, mais très rarement rattachée aux affections des organes décrits.

CONCLUSIONS GÉNÉRALES

Xavier Bichat jouissait à sa mort, le 4 Thermidor an X (23 juillet 1802), d'une très grande popularité, d'un très grand respect de la part des autorités politiques et médicales, et ses funérailles furent grandioses ; tous les Professeurs de la Faculté de médecine défilèrent en robe noire derrière son cercueil. Une grand-messe de funérailles eut lieu à Notre-Dame de Paris.

Lors des funérailles, Paul-Gabriel Le Preux, professeur à la faculté de médecine de Paris et grand ami de Bichat, prononça ces mots :

> « Quoique moissonné dans la fleur de la jeunesse, Bichat s'était déjà recommandé à la postérité par plusieurs ouvrages où partout on trouve le génie de l'observation, la profondeur des recherches, des aperçus pleins de sagacité, un style aussi clair que précis et une logique admirable. »

L'influence de Bichat sur la médecine du XIXe siècle fut très importante. Magendie (1783-1855) et Claude Bernard (1813-1878), en dégageant la physiologie de tout vitalisme, sont restés fidèles à Bichat. Poursuivant l'œuvre de ce dernier, ils transformèrent la physiologie orientée vers l'homme, sain ou malade, en une physiologie générale, ou même une biologie générale. « Ainsi la biologisation du savoir médical s'accompagna-t-elle du renforcement de l'ancrage de la mort dans la vie.[76] »

---

[76] P. Hunemann, *Bichat : la vie et la mort*, opus cité, p. 123.

Le chirurgien Pierre Joseph Desault mourut dans la même maison en 1795.

Figure 27. La maison où Bichat mourut, située 14 rue Chanoinesse (anciennement rue de l'Enclos-Notre-Dame), existe encore aujourd'hui

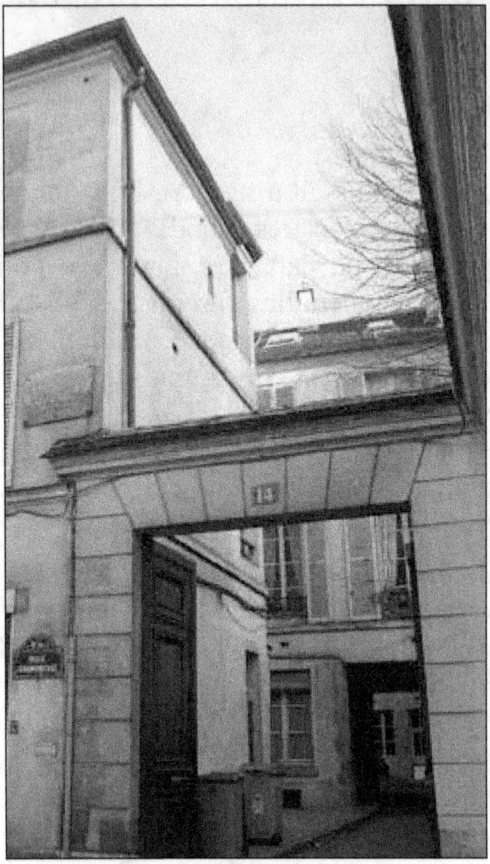

***

Bichat révolutionna la médecine, au XVIIIe siècle. Mais de quelle révolution cette médecine avait-elle besoin ? Voyons d'abord la réponse d'un grand médecin et philosophe du XVIIIe siècle : Pierre Jean Georges Cabanis

(1757-1808). Dans son livre de 1804 : *Coup d'œil sur les Révolutions et sur la Réforme de la Médecine*[77], on peut lire de nombreuses considérations intéressantes sur ce sujet.

Il s'agit d'abord pour Cabanis, comme pour Bichat, de sortir la médecine de l'ornière paralysante de la seule nosographie, des nomenclatures, de la recherche livresque des signes, symptômes et noms des maladies.

> « Dans l'étude de la partie thérapeutique de la médecine, écrit Cabanis, c'est-à-dire dans celle que toutes les autres ont pour but définitif, les règles ne peuvent être développées qu'au lit des malades ; leur application ne peut être bien saisie que dans une longue suite d'exemples : car ces exemples doivent, pour ainsi dire, épuiser toutes les combinaisons possibles. [...] Il faut surtout qu'ils laissent dans la mémoire, des images ineffaçables, qui servent ensuite à reconnaître, au premier coup d'œil, les caractères distinctifs de chaque maladie, au milieu de toutes les complications qui peuvent les déguiser.
>
> C'est ainsi que se forment, sous la direction de maîtres habiles, des médecins capables de guérir. » (p. 217)

Conformément au souhait de Cabanis, toute l'œuvre de Bichat invite à penser autrement la médecine, qui devient plus précise et ouvre la voie à une plus grande curiosité clinique "au lit des malades" : il faut voir, palper, écouter, tout observer, tout connaître de chaque recoin de l'organisme humain. Et il ne suffit pas, ajoute Cabanis, de nommer la maladie, pour en déduire le remède. Pour illustrer son propos, Cabanis donne l'exemple de la *pleurésie* :

> « Par exemple, la douleur de côté, la toux, le crachement de sang, accompagnés de fièvre aiguë, se montrent souvent

[77] P.J.G. Cabanis, *Coup d'œil sur les Révolutions et sur la Réforme de la Médecine*, Crapart, Paille et Ravier, Paris, 1804, 438 pages.

réunis ; l'observation ne tarde pas à l'apprendre. En conséquence, on s'habitue bientôt, à considérer cet ensemble de symptômes comme un être particulier. On lui donne le nom de *pleurésie*. [...] (p. 201)

« Dans le tableau des remèdes qui correspond à celui des maladies, à côté du mot *Pleurésie,* on trouve donc *saignée*, *boissons délayantes*, d'abord ; ensuite *boissons incisives*, *remèdes expectorants ;* en dernier lieu *sudorifiques doux*. Mais dans d'autres cas, auxquels on applique également le mot de pleurésie, à cause des principaux phénomènes qui portent déjà ce nom générique, la saignée est nuisible ; les boissons délayantes augmentent la maladie ; les incisifs ou fatiguent ou ne produisent absolument aucun effet : tandis qu'au contraire, tantôt des vomissements copieux, spontanés ou provoqués par l'art ; tantôt des vermifuges donnés à plus ou moins grandes doses ; tantôt des purgatifs et des sudorifiques employés immédiatement ; tantôt enfin d'amples vésicatoires, emportent tout-à-coup et comme par enchantement, ou par degrés, et moyennant une suite de crises partielles, le point de côté, la toux le crachement de sang, etc. » (p. 203)

Chez Bichat, la médecine devient plus précise et se focalise sur l'organe malade et le tissu affecté ; c'est le fonctionnement physiologique de chaque organe ou tissu qui doit guider le médecin : d'où la grande importance pour Bichat de l'anatomie pathologique (pour laquelle il "ouvre des cadavres"), de l'anatomie physiologique ou de la médecine anatomo-clinique. Cela correspond tout à fait aux vœux de Cabanis pour la réforme dont la médecine a besoin :

« L'anatomie la plus intéressante, sans doute, est celle qui a pour objet de rechercher dans les lésions organiques, la cause, aussi bien que le siège des maladies [...]. (p. 324)

« Une autre anatomie, non moins intéressante peut-être, et presque entièrement neuve, serait celle qui considèrerait les changements survenus, soit aux différentes époques de la vie dans l'état de santé, soit aux différentes périodes des maladies, aiguës ou chroniques ; changements que la mort, certains accidents, ou les révolutions de la vie, peuvent faire disparaître. Ce serait une sorte d'anatomie vivante, bien digne de l'attention des médecins philosophes. » (p. 326)

Dans son *Histoire de la Médecine, de l'Antiquité à nos jours*[78], publiée en 2012, Roger Dachez écrit :

> « Bichat forge peu à peu sa pensée et formule enfin le concept fondateur : les maladies n'affectent pas un organe mais les tissus qui le composent. [...] À l'observation attentive, "chirurgicale" des parties anatomiques, il joignait le concept unifiant d'une maladie qui résultait de toutes ces altérations élémentaires. [...] » (p. 530)

Aujourd'hui le médecin n'a plus besoin "d'ouvrir le cadavre" du patient pour trouver quel organe a été atteint lors d'une maladie : les nombreuses techniques non-invasives dont il dispose (radiographie, électrocardiographie, analyses sanguines, IRM, etc.) lui permettent parfaitement de suivre la démarche de Bichat, sans attendre le décès de son patient ou celui d'autres patients ayant présenté les mêmes symptômes.

Les écrits de Bichat sur la médecine nouvelle ne sont cependant pas sans défaut : ses écrits anatomiques souffrent du manque d'illustrations, nous l'avons dit, alors qu'à son époque sont publiés de magnifiques atlas de planches anatomiques[79]. Bichat n'a jamais utilisé le microscope, ce qui trouble un peu sa description des tissus ; par ailleurs dans la description du sang, il ignore les globules rouges, les globules blancs, la numération des globules (formule sanguine), etc. Plus grave : en

---

[78] Roger Dachez, *Histoire de la médecine*, Taillandier, Paris, 2012, 635 pages.

[79] Par exemple : J. Brisbane, *A short and easy introduction to anatomy : the six tables of Albinus Bernhard Sigferd (1897-1770)*, Evans, London, 1831

physiologie, il ignore les travaux très importants de Lavoisier (1743-1794) sur la respiration[80]. Dès 1789, Lavoisier écrivait en effet :

> « Dans la respiration comme dans la combustion, c'est l'air de l'atmosphère qui fournit l'oxygène et le calorique. (p. 67)
>
> « On voit que la machine animale est principalement gouvernée par trois régulateurs principaux : la respiration, qui consomme de l'hydrogène et du carbone et qui fournit du calorique [grâce aux combustions consommant l'oxygène inhalé], la transpiration, qui augmente ou qui diminue suivant qu'il est nécessaire d'emporter plus ou moins de calorique ; enfin la digestion, qui rend au sang ce qu'il perd par la respiration et la transpiration. » (p. 84)

Cette défiance de Bichat vis-à-vis de toutes les sciences exactes, y compris de la chimie, s'explique parce qu'il pensait que tous les êtres vivants, soumis continuellement aux "circonstances" [= aux changements incessants de leur environnement], ne pouvaient présenter que des "propriétés vitales" constamment changeantes, échappant par là à tout calcul, à toute formulation mathématique. La lecture des mémoires de Lavoisier sur la respiration l'aurait persuadé du contraire et lui aurait certainement permis d'expliquer beaucoup plus clairement, dans ses *Recherches physiologiques sur la vie et la mort*, les effets différents du "sang noir" et du "sang rouge" dans l'organisme.

Ces brèves remarques critiques ne sauraient diminuer l'importance de la révolution décisive que l'œuvre de Xavier Bichat imprima sur la clinique médicale. Laissons une dernière fois Michel Foucault en faire le bilan :

---

[80] Antoine Laurent de Lavoisier, *Expériences sur la respiration des animaux* (par MM. Seguin et Lavoisier, 1789), *Recueil des mémoires de l'Académie des Sciences*, Masson, Paris, 1892, 105 pages.

« Bichat a fait plus que de libérer la médecine de la peur de la mort. Il a intégré cette mort à un ensemble technique et conceptuel où elle prend ses caractères spécifiques et sa valeur fondamentale d'expérience. Si bien que la grande coupure dans l'histoire de la médecine occidentale date précisément du moment où l'expérience clinique est devenue le regard anatomo-clinique[81]. » (p. 149)

Figure 28. *Marie François Xavier Bichat* par David d'Angers, plâtre, musée David d'Angers, Angers (Maine-et-Loire)

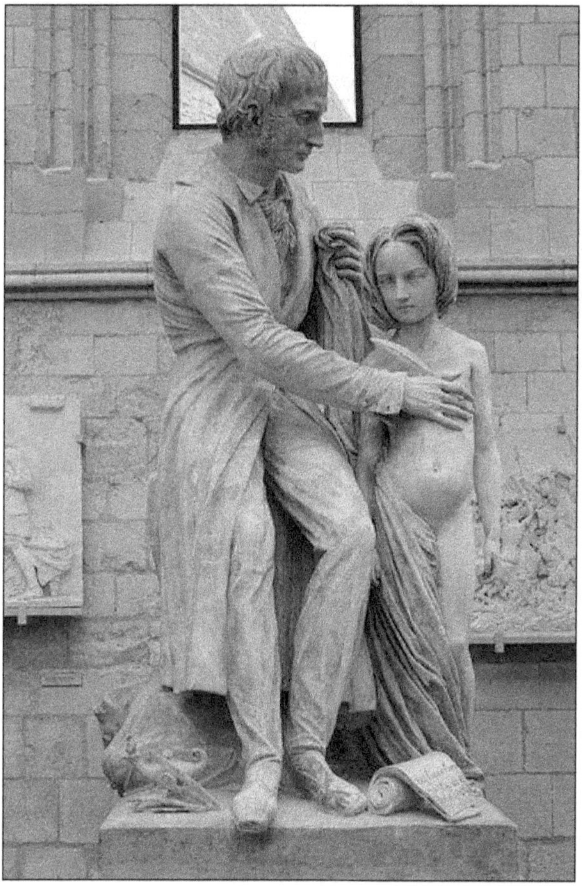

[81] Michel Foucault, *Naissance de la clinique*, opus cité.

BIBLIOGRAPHIE

Ariès Philippe, *L'homme devant la mort*, Colin, réédition Points-Seuil, 1977, 2 volumes.

Aristote, *De l'âme*, Flammarion, Paris, 1993, 292 pages.

Bichat Xavier, *Traité des membranes en général, et de diverses membranes, en particulier*, Richard, Caille et Ravier, Paris, 1799, 326 pages.

Bichat Xavier, *Recherches physiologiques sur la vie et la mort*, Gabon, Paris, 1801, réédition Flammarion, 1994, 416 pages.

Bichat Xavier, *Anatomie générale appliquée à la physiologie et à la médecine*, Brosson, Gabon, Paris, 1801, 4 volumes.

Bichat Xavier, *Traité d'anatomie descriptive*, Brosson, Gabon, Chaudé, Paris, 1829, 5 volumes.

Boissier de Sauvages F., *Nosologie méthodique*, 10 volumes, Gouvion, Lyon, 1772, I, p. 1-405.

Cabanis P. G. C, *Coup d'œil sur les Révolutions et sur la Réforme de la Médecine*, Crapart, Paille et Ravier, Paris, 1804, 438 pages.

Canguilhem Georges., *Le normal et le pathologique*, PUF, Paris, 2013, 300 pages.

Condillac, *Traité des sensations*, Barrois, Londres et Paris, 1788, 250 pages.

Corvisart J. N., Préface à la traduction de l'ouvrage de L. Auerbrugger, *Nouvelle méthode pour reconnaître les maladies internes de la poitrine,* Adolphe Delahaye, Paris, 1808.

Dachez Roger, *Histoire de la médecine*, Taillandier, Paris, 2012, 635 pages.

Desault, P.J., *Œuvres chirurgicales*. Maladies des parties dures. Maladies des parties molles, Paris, Vve Desault, Méquignon, Devilliers, Deroi, 1798, 2 vol.

Dobo N., *Bichat, la vie fulgurante d'un génie*, Perrin, Paris, 1989, 364 pages.

Encyclopédie ou Dictionnaire raisonné des Sciences, des Arts et des Métiers, S. Faulche, Neuchâtel, Tome X, 1765 (Édition numérisée par l'Académie des Sciences).

Encyclopédie des sciences médicales, *Médecine pratique* de Thomas Sydenham, Barrois, Paris, 1784, Préface de l'auteur, p. 9 – 23.

Engels F., *Dialectique de la Nature*, 1873, inachevé, publication posthume 1925, réédition Éditions sociales, 1952, 364 pages.

Foucault Michel, *Naissance de la clinique*, Presses Universitaires de France, Paris, 1963, 215 pages.

Fernel Jean, *Pathologie ou Discours sur les Maladies*, p. 1-2, Paris, réédition de 1655. Ce discours magnifique a été retranscrit en français moderne par l'auteur.

Galien, *L'âme et ses passions*, Les belles Lettres, Paris, 1995, 157 pages.

Gilibert Jean Emmanuel, professeur de médecine à Montpellier, *L'anarchie médicale*, Neuchâtel, 1772.

Hegel G.W.F., *Encyclopédie des sciences philosophiques*, Heidelberg, 1817, Tome I, réédition, Vrin, Paris, 1986, 646 pages.

Hippocrate, *De la maladie sacrée*, in *Connaître, soigner, aimer*, Le Seuil, Paris, 1999, 230 pages.

Hippocrate, *Nature de l'homme* in *L'art de la médecine*, Flammarion, Paris,1999, 363 pages.

Hippocrate, *Du régime* in *La consultation*, Hermann, Paris, 1986, 278 pages.

Hippocrate, *Des humeurs* in *Œuvres complètes*, Javal et Bourdeaux, Paris, 1932, 4 volumes.

Hodgkin A.L. et A. F. Huxley, « Currents carried by sodium and potassium ions through the membrane of the giant axon of Loligo », *The Journal of Physiology*, vol. 116, n° 4, 28 Avril 1952, p. 449–472.

Hunemann Philippe, *Bichat, la vie et la mort*, PUF, Paris, 2015, 128 pages.

Jacob François, *La logique du vivant*, Gallimard, Paris, 1970, 354 pages.

Laennec René Théophile Hyacinthe (1781-1826), médecin français à l'Hôpital Necker de Paris, publia en 1819 un *Traité de l'auscultation médiate* ou *Traité du diagnostic des maladies des poumons et du cœur, fondé principalement sur ce nouveau moyen d'investigation.*

Lamarck Jean Baptiste, *Philosophie zoologique*, réédition G-F Flammarion, Paris, 1994, 718 pages.

Lesesve J.F., Antonie van Leeuwenhoek, le découvreur des globules rouges, *Revue de Biologie médicale,* 354, 51-59, 2020.

Lesch J.E., *Science and medicine in France, the emergence of experimental physiology, 1790-1855*, Harvard University Press, Boston, USA, 1984, 276 pages.

Locke John, *De la conduite de l'entendement humain*, Vrin, Paris, 1974, 138 pages.

Lucas-Chambonnières, *Trépanations néolithiques, trépanations précolombiennes, trépanations des kabyles, trépanations traditionnelles,* G. Steinheil, Paris, 1912, 135 pages.

Mazliak Paul, *Avicenne et Averroès, médecine et biologie dans la civilisation de l'Islam*, Vuibert/Adapt, Paris, 2004, 247 pages.

Mazliak Paul, *Jean Fernel, premier physiologiste de la Renaissance*, Hermann/Adapt, Paris, 2016, 162 pages.

Mazliak Paul, *François Magendie, bouillant créateur de la physiologie expérimentale au XIXe siècle*, Hermann, Paris, 2012, 207 pages.

Mazliak Paul, *Les modèles moléculaires de membranes*, Hermann, Paris, 1987, 135 pages.

Mazliak Paul, *Félix Vicq d'Azyr, précurseur révolutionnaire de l'anatomie comparée*, Herman, Paris, 2017, 197 pages.

Mazliak Paul, *Brève histoire de l'anatomie, de l'Antiquité à Vésale*, Adapt, Paris, 2018, 204 pages.

Morgagni Jean Baptiste, *De sedibus et causis morborum per anatomen indignatis*, Venise, 1761 ;

Pecker A., *La médecine à Paris du XIIIe au XXe siècle*, Hervas, Paris, 1984, 395 pages.

Pinel Philippe, *Nosographie philosophique ou la méthode appliquée à la médecine*, 2 volumes, Maradan, Paris, 1797, I p. I-V.

Singer, S.J. and Nicolson, G.L., The fluid mosaic model of the structure of cell membranes, *Science*, 1972, 175-200.

SOURCES DES ILLUSTRATIONS

Figure 1 : Paul Mazliak. *La naissance de la Biologie dans les civilisations de l'Antiquité*, Vuibert, 2007
Figure 2 : fr.wikipedia.org/wiki/ Histoire évolutive des Hominidés
Figure 3 : https://www.u-picardie.fr/beauchamp/conferences/La_lignee.html
Figure 4 : Paul Mazliak. *La naissance de la biologie dans les civilisations de l'Antiquité*, Vuibert, 2007
Figure 5 : Paul Mazliak. *Avicenne, Averroès, médecine et biologie dans les civilisations de l'Islam*, Vuibert, 2004
Figure 6 : René Laennec *Traité de l'auscultation médicale*, 1819
Figure 7 :
https://commons.wikimedia.org/wiki/File:Articulation_du_genou.jpg?uselang=fr
Figure 8 :
https://fr.m.wikipedia.org/wiki/Fichier:Marie_François_Xavier_Bichat.jpg
Figure 9 : Photo personnelle
Figure 10 :
https://fr.m.wikipedia.org/wiki/Fichier:Xavier_Bichat_par_David_D%27Ange r.jpg
Figure 11 : Planche IV du *Journal de chirurgie* de P.J.Desault 1791
Figure 12 : Xavier Bichat. *Traité des membranes,* 1829
Figure 13 : Paul Mazliak. *Les modèles moléculaires de biomembranes*, Hermann, 2016
Figure 14 : https://fr.wikipedia.org/wiki/Membrane_(biologie)
Figure 15 : X.Bichat, *Anatomie générale appliquée à la physiologie et à la médecine*, 1801.
Figure 16 : composition personnelle.
Figure 17 : X. Bichat, *Recherches physiologiques sur la vie et la mort*, 1822
Figure 18 : https://www.istockphoto.com/fr/vectoriel/anatomie-du-cerveau-humain-ensemble-de-vues-multiples-cerveau-gauche-et-cerveau-gm1057695036-282661885
Figure 19 :
https://fr.wikibooks.org/wiki/Neurosciences/La_vascularisation_du_système_nerveux_central
Figure 20 : https://fr.wikipedia.org/wiki/Fichier:Circulation_sanguine.JPG
Figure 21 : https://fr.wikipedia.org/wiki/Système_nerveux

Figure 22 : X.Bichat. Traité d'anatomie descriptive, 1823
Figure 23 : X.Bichat. Traité d'anatomie descriptive, 1823
Figure 24 : X.Bichat. Traité d'anatomie descriptive, 1823
Figure 25 :
https://fr.wiktionary.org/wiki/fontanelle#/media/Fichier:Fontanelle-dt.JPG
Figure 26 : https://fr.wikipedia.org/wiki/Atrium_(anatomie)
Figure 27 : photo personnelle
Figure 28 : https://fr.m.wikipedia.org/wiki/Fichier:David_d%27Angers_-_Bichat.jpg

TABLE DES MATIÈRES

Structures éditoriales du groupe L'Harmattan

L'Harmattan Italie
Via degli Artisti, 15
10124 Torino
harmattan.italia@gmail.com

L'Harmattan Hongrie
Kossuth l. u. 14-16.
1053 Budapest
harmattan@harmattan.hu

L'Harmattan Sénégal
10 VDN en face Mermoz
BP 45034 Dakar-Fann
senharmattan@gmail.com

L'Harmattan Cameroun
TSINGA/FECAFOOT
BP 11486 Yaoundé
inkoukam@gmail.com

L'Harmattan Burkina Faso
Achille Somé – tengnule@hotmail.fr

L'Harmattan Guinée
Almamya, rue KA 028 OKB Agency
BP 3470 Conakry
harmattanguinee@yahoo.fr

L'Harmattan RDC
185, avenue Nyangwe
Commune de Lingwala – Kinshasa
matangilamusadila@yahoo.fr

L'Harmattan Congo
219, avenue Nelson Mandela
BP 2874 Brazzaville
harmattan.congo@yahoo.fr

L'Harmattan Mali
ACI 2000 - Immeuble Mgr Jean Marie Cisse
Bureau 10
BP 145 Bamako-Mali
mali@harmattan.fr

L'Harmattan Togo
Djidjole – Lomé
Maison Amela
face EPP BATOME
ddamela@aol.com

L'Harmattan Côte d'Ivoire
Résidence Karl – Cité des Arts
Abidjan-Cocody
03 BP 1588 Abidjan
espace_harmattan.ci@hotmail.fr

Nos librairies en France

Librairie internationale
16, rue des Écoles
75005 Paris
librairie.internationale@harmattan.fr
01 40 46 79 11
www.librairieharmattan.com

Librairie des savoirs
21, rue des Écoles
75005 Paris
librairie.sh@harmattan.fr
01 46 34 13 71
www.librairieharmattansh.com

Librairie Le Lucernaire
53, rue Notre-Dame-des-Champs
75006 Paris
librairie@lucernaire.fr
01 42 22 67 13

www.ingramcontent.com/pod-product-compliance
Lightning Source LLC
LaVergne TN
LVHW021229061026
849535LV00008B/2983